地瓜粗食

Sweet potatoes

養生書

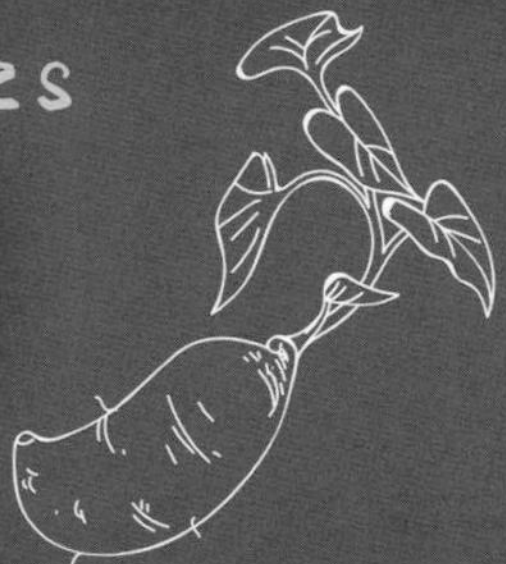

素人天然食研究會——著

推薦文

地瓜原產於美洲，約在明代萬曆年間傳入中國，中醫書籍對於地瓜的記載也自明代以後，當時多稱為甘薯。

中醫認為，地瓜性味甘平，入脾、胃、大腸經，有補益脾胃、生津止渴、養血下乳、通利大便之功，適用於脾胃虛弱，少氣乏力，煩熱口渴，產後缺乳，大便秘結等。歷代本草書籍對地瓜的記載摘錄如下：

《本草綱目》：「補虛乏，益氣力，健脾胃，強腎陰」。「蒸、切、曬收，充作糧食，使人長壽。」

《本草綱目拾遺》：「補中和血暖胃，肥五臟，白皮白肉者，益肺氣生津。煮食加生薑一片，調中與薑棗同功；同紅花煮食，可理脾血，使不外泄。」

《本草求真》：「涼血活血，寬腸胃，通便秘，去宿瘀臟毒，舒經絡，止血熱渴，產婦最宜，和鯽魚、鱧魚食，調中補虛。」

《隨息居飲食譜》：「煮食補脾胃，益氣力，禦風寒，益顏色。凡渡海注船者，不論生熟食少許即安。」

《粥譜》：「益氣、厚腸胃、耐饑。」

地瓜是營養價值很高的雜糧，隨著現代科學研究證實其營養成分及其功效，也讓地瓜成為熱門的抗癌長壽食品。

美國生物學家從地瓜中提取了一種叫做ＤＨＥＡ的物質，將之注入為培養癌細胞而餵養的老鼠體內，結果發現，這種老鼠最終並未罹患癌症，而且壽命比未注射者長三分之一。

日本學者研究發現，地瓜含有一種黏蛋白，能促進人體健康，防止疲勞，使人精力充沛，在日本及中國廣西瑤族地區發現百歲長村，長壽者都是以地瓜為主食。

日本九州沖繩農業研究中心發現紫地瓜含有的花色甙可控制血液中的壞固醇氧化，有淨化血管使血液流通順暢的作用，並具有降低血壓的效果。

除了抗癌長壽之外，地瓜在日本備受青睞，其原因之一是青年男女把它作為養顏美容的佳品。美國科學家研究發現，地瓜含有類似雌激素的物質，可保持人體皮膚細膩，延緩衰老。此外，地瓜含有大量纖維素，不易被腸道吸收，在腸內可吸收大量的水分，增加糞便體積，促進腸道蠕動，刺激腸壁以利通便，減少糞便在腸道停留時間，這就是排毒養顏之功。據說乾隆皇帝晚年時曾患「老年性便祕」，就是用地瓜治好的。

吃地瓜的好處很多，但因為地瓜中的澱粉顆粒較大，且含有一種氧化酶，易刺激胃酸分泌，產生大量的二氧化碳氣體，患有消化道疾病的人最好不要食用過多，以免胃脘飽脹，嚴重的還會出現吐酸水等情況。要消除這些反應，可以先將切塊的地瓜置於鹽水中泡十分鐘，然後煮熟蒸透再食用；或是煮成地瓜粥搭配鹹菜作佐料，也可減少胃酸和腹脹的症狀。

中醫師　王玫君

目次

第一章

地瓜簡介

第二章

地瓜的營養成分與效用

第三章

各式地瓜養生食譜

第四章

地瓜養生實例

第一章
地瓜簡介

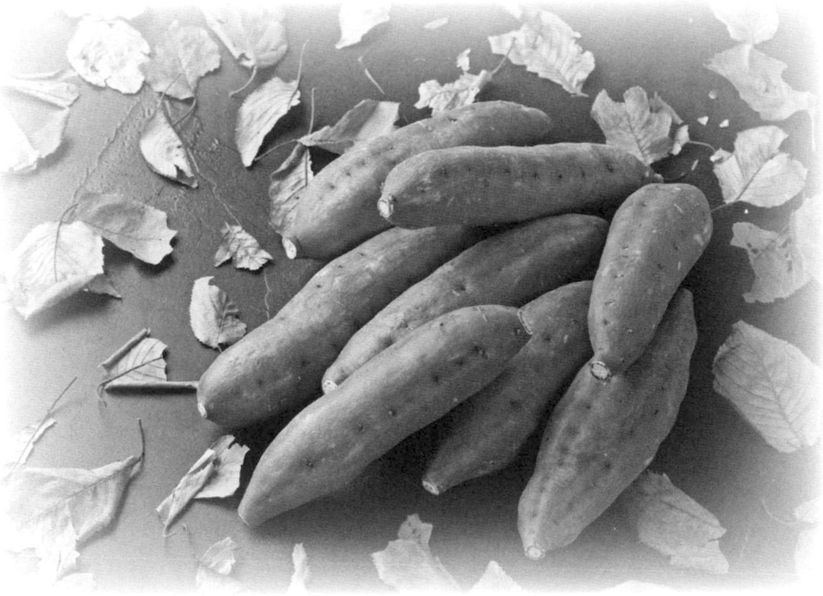

地瓜又名甘薯、蕃薯、番薯、甜薯、黃薯、白薯、金薯、朱薯、枕薯、山芋、紅山芋、紅苕、線苕等，主要產地是以墨西哥為主的熱帶美洲。地瓜肉大多為黃白色，也有紫色，除了可供食用，也可以製糖、釀酒、製作酒精等。

地瓜在台灣的栽植可上溯至四百多年前，依據文獻記載，地瓜從福建傳入台灣約是在十七世紀初明朝末年。

地瓜的生長範圍很廣，可以橫跨到南北緯四〇度以及海拔兩千公尺的地區都能生長。台灣地處熱帶與亞熱帶，有著適合地瓜生長的環境條件，不論是從加工還是生產上來說，都比其他糧食作物要來得高，所以曾經一度成為台灣主要的糧食作物之一。

地瓜除了是重要的糧食作物，也是重要的飼料作物以及工業原料，台灣種植地瓜不僅將之拿來當作食糧、輔食糧，同時也會用來作為飼料、工業以及加工食品等。

台灣地瓜的的栽培季節可分為四期，分別為春作（二～四月種植）、夏作（五～七月種植）、秋作（八～九月種植）以及晚秋作（十～十一月種植），其中主要集中在秋作及夏作，春作則是最少的。台灣地瓜的產區遍布全台，以雲林、嘉義、台南、高雄、屏東等地栽植最多，主要是在嘉南平原一帶，而東部的花蓮、台東一帶則是最少的。

約在民國三十五年至六十二年間，台灣農村大多把地瓜拿來作為養豬的主要飼料，不論是生產還是所需量都很大，是地瓜產量和使用量上最高峰的時期。但自民國六十二年以來，因養豬事業改成企業化經營，飼養豬隻的方法有所改善，飼料也從本來的地瓜逐漸替換為進口玉米，以致地瓜的生產量、生產面積也逐年大幅減少，現今所生產的地瓜則主要作為食用以及食品加工用。

地瓜的歷史

地瓜的野生種起源於美洲中部的墨西哥、哥倫比亞一帶熱帶地區，由印第安人人工種植成功。西元一四九三年，哥倫布曾將美洲的地瓜帶回給西班牙的女王，之後約在十六世紀，地瓜又從西班牙傳到了其殖民地菲律賓以及日本。此後，亞洲區較為貧窮的地方就會以地瓜代替白米，做為主食食用。

地瓜最早傳進中國約是在明朝後期的萬曆年間，共分成三條路線進入中國。西元一五八二年（明朝萬曆十年），地瓜首次從越南被引入廣東；一五九三年，長年在菲律賓做生意的福建人陳振龍想到家鄉糧食不足，便決心從菲律賓帶回地瓜試種。當時，地瓜來自於中國以外之處，所以福建人又將之稱為「番薯」。

地瓜被引進中國後，適應力良好，隨地都可種植，所以產量很高。十七世紀初，江南水患嚴重，造成飢荒四起，科學家徐光啟得知在福建等地種植的地瓜可以拿來緩解飢荒的問題，便將地瓜從福建引到上海，並向江蘇一帶傳播，獲得了很好的收穫。後來在徐光啟所寫的《農政全書》*中更詳細記載有關於地瓜的種植、貯藏、加工法等技術。

一直到清朝乾隆時期，地瓜的種植在很多地方都是由官方來提倡栽種，因此地瓜的種植很快就在全國散布開來，並成為了居於稻米、麥子、玉米之後的第四大糧食作物。

*註：《農政全書》，總結古代中國許多農業生產經驗及技術，講述了氣候、地理、優種等對農業生產的影響。也是第一本有系統地介紹地瓜種植法的書。

台灣現有的地瓜品種

在台灣，地瓜全年都可栽種收成，特別是每年的三月至十一月間，因氣候得宜，收穫更是良好。

台灣從日據時代開始就在嘉義進行地瓜的育種工作，即便是光復後，仍持續不間斷，其間培育出許多地瓜的品種，以下將針對台灣現今栽培最多的十三種地瓜品種、性狀來做一簡單的介紹。

一、台農五七號

台農五七號，就是我們俗稱的黃金番薯、黃心地瓜、雞爪子甘薯、金錢仔番薯，也是市面和便利商店銷售地瓜的主要品種。它的口感鬆Q，吃起來的味道特別甜。台農五七號的莖是黃綠色的，節與節之間帶點淡紫色，毛茸少，塊根的表皮是棕黃色的，肉色則是橙黃色，生產品質是所有品種中最穩定的，一年四季在不同地區都有栽培生產，是現在中南部種植最多的品種。台農五七號很適合蒸煮或烘烤食用，蒸來吃的時候會略帶點栗子的香氣。除了適合做成烤番薯、炸薯條，也能製成澱粉用。

二、台農六二號

台農六二號的地瓜很適合用來做成炸乾梅地瓜，或是蒸煮、加入米飯中煮熟食用。它的莖是黃綠色，節與節之間帶著暗紫色，塊根的表皮呈現淡紅褐色，肉色則是橙紅，切面很容易氧化變為綠橙紅色。

三、台農六三號

台農六三號的地瓜又稱紫葉甘薯、紫葉薯、金夜地瓜，含有豐富的胡蘿蔔素，莖為黃綠色，塊根表皮為鮮紅色，肉色則為深橙紅色。很適合用來加工製成罐頭或是做成蜜餞用。

四、台農六四號

台農六四號即所謂「竹山種」的地瓜，是用途最為廣泛的，莖為紫色，塊根表皮是淡棕黃色，外觀看起來光滑美觀，肉色則是深橙紅。台農六四號的香味、口感跟甜度都介在台農六六號及五七號之間，很適合用來煮成稀飯食用。

五、台農六五號

台農六五號的地瓜含有豐富的蛋白質，其莖粗大為紫紅色，沒有毛茸，塊根的表皮為棕紅色，表面光滑，肉色則為橙紅，除了食用，主要還能做為飼料用。

六、台農六六號

台農六六號俗稱紅心尾仔番薯或紅心番薯，是適應不同期作而栽培出來的地瓜品種，莖粗大、強硬，沒有毛茸，表皮光滑呈淡棕紅色，肉色則是橙紅色，是現今中北部栽種最多的品種，也很受歡迎，常見於市面或便利商店。

七、台農六七號

台農六七號的特點是澱粉消化性優良，可食用亦可兼做飼料用。台農六七號的莖是淡紫紅色，沒有茸毛，表皮為淡紅色，光滑沒有脈紋，肉色橙黃。六七號很耐蟻象*，所以常用來作為抗蟻象育種的材料。

八、台農六八號

台農六八號的莖為綠色，沒有茸毛，表皮光滑為淡黃色，肉質偏粉，顏色則是淡黃白色。台農六八號很適合用來做食品加工，製成餡料、油炸物等食用，嫩葉則能供作夏季蔬菜食用，是花蓮地區主要的栽培品種。

*註：蟻象是地瓜最重要的害蟲，在澎湖以及旱作地帶尤為嚴重。

九、台農六九號

台農六九號的莖為綠色，沒有茸毛，表皮為深紫紅色，脈紋少，沒有瘤目以及縱溝，肉色則是深橙色。台農六九號的產量豐富，加上口感佳，很適宜拿來食用，尤以蒸煮、烘烤為佳。

十、台農七〇號

台農七〇號的莖是綠色的，沒有茸毛，表皮的皮層較薄，呈紅褐色，根痕較深，屬於耐低肥性的食用品種。這類地瓜耐旱又耐低肥，在台中大肚山一帶栽培最多。但是台農七〇號的產量較少，形體不大，外觀也不甚飽滿。

十一、台農七一號

台農七一號主要是葉菜用地瓜，可以在夏季蔬菜不足時補足蔬菜量，幫忙解困。其莖為深綠色，沒有茸毛，含有豐富的維生素A、C及葉酸。其地瓜葉不論是蒸、煮、炒還是用來煮湯都很適宜，是現今最主要的葉菜甘藷品種。

十二、桃園一號

桃園一號主要是食用加工用的夏作品種地瓜，其塊根的含水量少，肉質很鬆甜，很適合用來做成甘藷餅的餡料、炸薯條或是烘烤來吃。桃園一號的表皮為紫紅色，根痕淺，肉色是橙黃中帶點紫暈。因是在桃園農業改良場所育成的品種，便以桃園為名。

十三、桃園二號

桃園二號地瓜為葉菜用地瓜，它的植株屬匍匐於地面的半直立型，比起其他葉菜類，強風豪雨來襲時，受損程度較不會那麼嚴重，而且再生能力也比較強，在風災雨災後能短時間內恢復生長，迅速提供市場所需。而且桃園二號的病蟲害較少，栽培時可以不用噴灑農藥，是新開發的夏季菜源。

除了上述十三種現今全台栽種最多的地瓜品種，行政院農委會的實驗所另培育出三種新品種的地瓜如下：

一、台農七二號

台農七二號含豐富胡蘿蔔素，蒸煮、烘烤後不論是肉色質地抑或香氣甜味都很可口。除了主供食用，台農七二號還有其他加工用途。台農七二號的表皮為深紅色，肉色為橙黃色。七二號的外型、皮色看起來都比五七號好些，營養成分中的胡蘿蔔素、維生素C、還原糖、鈣、磷等也比五七號高，因此不僅可以作為食用，也能作為烤藷的加工原料。

二、台農七三號

台農七三號又名「紫玉地瓜」，以前多被稱為「芋頭地瓜」，產地主在高雄、屏東山上、花蓮、新竹等地。紫玉地瓜的表皮光滑、脈少，呈粉紅色，肉色則為深紫色。台農七三號的花青素含量很高，而維生素E、鈣、磷、還原糖等也比台農五七號高，蒸煮後的口感、味道也比五七號好，因此除了可作為烤藷以及其他加工產品的加工原料，也能當作健康食品食用。

三、桃園三號

桃園三號又稱金寶地瓜，是胡蘿蔔素含量超高的地瓜，可以開發為多元化食品加工的添加材料。桃園三號的表皮是橙黃色，肉色則是橙紅色，屬於早熟的紅心甘藷品種。桃園三號的生長期較短，只要一二〇天即可採收，因此可以避免遭受到東北季風的侵害。桃園三號的食用口感很好，很適合用來製作成甘藷飯、甘藷粥以及烤甘藷一類。

特殊的藥用地瓜——白番薯「西蒙一號」

除了上述台灣本土栽種的地瓜，還有另一種稱為西蒙一號的白番薯。西蒙一號的莖布滿了茸毛，外皮跟薯肉都是白色的，分泌有許多果膠汁。它的莖葉生長旺盛，葉子比一般地瓜大，外型也比一般地瓜來得巨大，這是白番薯最大的特徵，但其薯塊部分的產量卻很低。

西蒙一號原產於巴西，美洲原住民印第安人曾把野生的白番薯當成祕藥使用，後來被巴西農科大學的西蒙教授發現並加以改良。之後，西蒙教授把白番薯贈送給台灣的醫師楊天和，楊醫師將之帶到日本高知縣栽培，並命名為「西蒙一號」。

白地瓜含有特有的微量元素，所以在民間都把它視為是一種特殊的養生食材來食用。

和一般地瓜比起來，白番薯除了顯得體型巨大，它還含有一般番薯所缺乏的維生素K以及葉酸，再加上白番薯比一般地瓜來得大，所蘊含的維生素E也更為豐富。

白番薯除了塊根可以食用，連莖葉都能吃，而且其莖葉也都含有豐富的養分。經研究檢測，西蒙一號的莖葉含有寶貴的血噗林、多種有益的礦物質元素，包括鉀、鎂、鐵、鋅、錳、鎳等，以及人體必需的各種氨基酸和多種維生素，包括B_1、B_2、C、K、葉酸等。而塊根則含有澱粉、可溶性糖、十七種氨基酸、多種維生素，包括有維生素A、B_1、B_2、C、O、葉酸、煙酸等。這些營養成分能有助於提高人體製造紅血球的機能，並淨化血液，甚至還有明顯抗老駐顏的功能。

一百公克白番薯（五十公克塊根加五十公克的莖葉）的主要成分如下：

鈣	四八八毫克	**葉綠素**	二五一毫克
卵磷脂	二〇五毫克	**維生素C**	十三毫克
維生素E	三毫克	**鉀**	二・八六毫克

菸鹼酸	一・七〇毫克	**維生素**B_6	一・五六毫克
泛酸	一・五毫克	**維生素**K	一・二毫克
葉酸	〇・四六毫克	**維生素**B_2	〇・四四毫克
維生素D	〇・四一毫克	**維生素**B_1	〇・一八毫克

其他還有像是水分、蛋白質、脂肪、糖質、食物纖維、灰分、磷、鐵、鈉、β胡蘿蔔素等營養成分。

西蒙一號是具有獨特醫療保健作用的特種番薯，經醫學上的臨床證明，西蒙一號除有止血功能，對過敏性紫癜、血小板減少性紫癜、非胰島素依賴型和胰島素依賴型糖尿病、貧血病、癌症、腎炎等都有顯著的療效，也能防治白血病患者在化療過程中所引起的出血。

西蒙一號具有豐富的營養成分以及獨特的醫療保健效用，若能善加利用，對人體保健、抗病方面一定都會有良好的作用。整體而言，在食用白番薯而治癒或改善的疾病中，尤以血液疾病的患者為最多，其次如高血壓、糖尿病、關節痛、更年期障礙、癌症、胃潰瘍、血尿以及神經痛等成人病也頗有成效。

地瓜的經濟價值及多樣化利用

地瓜的食用方法有很多種，按照不同的烹調形式，還可以分為主食、副食兩種類型。若以地瓜為主食，除了可以直接食用新鮮的地瓜以及諸乾，也可以和稻米、玉米粉等混同在一起，做成煎餅、饅頭、麵條等食品。

若要將地瓜當作副食品食用，則可以透過簡單的加工來製成各種食品以及食品添加劑，例如可以將地瓜粉加到麵包裡頭，增加麵包中維生素以及鈣的含量，提升麵包的營養成分。用地瓜取代小麥來做成味精，既能省成本，還能節約糧食。

另外地瓜還能做成蜜餞、醬色（糖色）、醋等產品，或者是透過簡單的加工，將地瓜製成速煮甘藷和脫水甘藷，這樣的處理方式既能保留地瓜的風味，也能更方便食用，而且還可以提高地瓜的經濟價值，讓地瓜從單一食物變身成為豐富多彩的各種食品以及調味營養品。

地瓜主要是作為人類的輔助糧食用，但除了輔助糧食，地瓜還有其他經濟上的利用價值，例如工業用原料、食品加工用原料、禽畜用原料等，用途廣泛。

由於食品加工業以及發酵工業的發展，以地瓜作為原料而發展的工業不只有食品，還包含了化工、醫療、造紙等，而利用地瓜製成的產品更是高達四百多種，例如可以用來製作醬油、蜜餞、葡萄糖酸鈣、以及釀造白酒，提取酒精等。

在巴西，已經生產出能以酒精為燃料的汽車。地瓜含有澱粉，可發酵用以製造出酒精，所以在巴西以及菲律賓等地，地瓜甚至被視為能源作物。

地瓜可以用來製糖，一般我們所食用的糖多由甘蔗所製成，但蔗糖食用過多容易引起血管硬化、肥胖等疾病，而以地瓜為原料所製作出來的糖則能避免這樣的問題，其色、香、味甚至更勝於蔗糖。

地瓜也可以用來製造天然色素，用來幫食品染色。由地瓜所製成的天然色素很天然，不會像合成色素那樣會對人體健康造成危害。

使用地瓜為原料還可以提取出賴氨酸。賴氨酸是人體必需氨基酸之一，能促進人體發育、增強免疫力，以及提高中樞神經組織功能的作用，對人體而言，是不可或缺的。可是穀物中所含的賴氨酸量很低，而且在加工過程中也很容易被破壞掉。但是以地瓜為原料可以提取出賴氨酸來，若將這些賴氨酸加入食品中，就能提高食品的營養價值；若加入動物飼料中，就能提高飼料的價值與營養，縮短牲畜的飼養時間，加快生長速度。

地瓜的塊根和莖葉中都含有豐富的營養成分，是很好的飼料。新鮮的地瓜中含有一五%～二〇%的澱粉以及豐富的粗蛋白、糖類、纖維素，將地瓜透過簡單的加工所做成的各種飼料，不但能夠提高飼料的營養價值，也可以延長飼料的保存期限。

除了上述幾種常見、重要的利用方式，地瓜經加工還能產生、製成衣糖酸（合成纖維的基本原料、改善油漆性能）、磷酸澱粉（一種黏著濟）、普魯士藍（用於食品包裝上的透明薄膜，能防止食品變質）等等。

地瓜的購買保存與清洗要點

選購地瓜時的要點有以下幾點：

1.選購地瓜時可選擇塊莖硬實，表皮平滑、乾燥，不會凹凸不平，以沒有裂痕或是斑點的最好。表皮皺皺的地瓜，有可能是採收時間較長，不新鮮了。

2.購買時要注意檢查一下地瓜的尖端，因為地瓜通常都會從尖端開始腐爛。

3.買地瓜時要挑豐碩、寬胖厚實的為佳，同時整體形狀要完整，避免選購遭受到外力壓迫而斷裂的。

4.太細長的地瓜纖維多，口感沒那麼好。此外，也要避免選購表面有過多芽眼的。

5. 地瓜表面若有受傷，多是在收割時被機器傷到。受傷的地瓜比較容易腐爛，注意不要挑到。

6. 不要選擇發芽的地瓜，因為地瓜的水分會被芽給吸收，口感會因而變差。

購買到好吃的地瓜時，在保存上也不能馬虎。生的地瓜不要放到冰箱保存，那會使地瓜變得乾硬、走味，只要放在陰涼乾燥的通風處保存即可。但若是地瓜受潮發芽，就不適合再食用了。只不過因為夏天的氣溫較高，若是放在一般室溫下，地瓜在三、四天內很容易就會發芽，這時可用報紙包裹地瓜，並放到冰箱底層保鮮。至於煮過的地瓜則能放入冰箱中保存，用冷凍就能保存較長的時間。不過，地瓜容易腐爛，最好是在買回來兩個星期內就吃完比較新鮮、安全。

地瓜為耐旱植物，在土壤貧瘠的地方也能夠生長，因此於栽種過程中不會使用高劑量的農藥。在烹煮地瓜之前，只要用軟刷刷去地瓜表面的泥土，去除掉有蟲害或是腐爛的地方，然後削皮就可以了。地瓜買回家後不必再用菜瓜布刷洗，否則容易使地瓜發芽，變得不新鮮，只要在料理前清洗、去皮即可。

第二章
地瓜的營養成分與效用

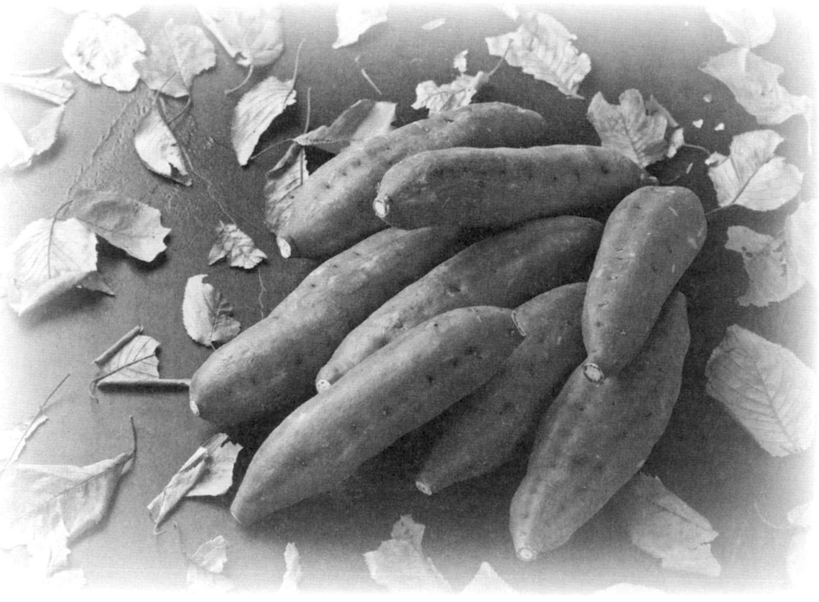

地瓜的營養

地瓜的營養齊全且豐富，富含澱粉、糖類、蛋白質、維生素A、維生素B_1、維生素B_2、β胡蘿蔔素、維生素C、維生素E、脂肪、多糖、磷、鈣、鉀、食物纖維以及八種氨基酸，是其他各種糧食作物所不及的。

根據研究分析，地瓜所含的蛋白質量比稻米高出七倍；胡蘿蔔素是胡蘿蔔的三・五倍；維生素A是馬鈴薯的一〇〇倍；糖、鈣和維生素B_1、維生素B_2也比稻米與麵粉多。這些營養成分能促進人體腦細胞和激素分泌的活性，增強人體免疫功能，延緩智力退化與衰老，所以地瓜可說是非常天然的滋補、食療食品。

地瓜中的維生素可以刺激腸壁，加快消化道蠕動並吸收水分，有助於通便減肥，能防治便祕、糖尿病，以及預防痔瘡和大腸癌等疾病。常吃細糧（也就是經加工精緻後的糧食）的人若能搭配著地瓜一起吃，就能有效彌補維生素的不足，滿足人體對於各種維生素的需求。

地瓜屬弱鹼性，我們平常常吃的米飯、麵類、肉類等呈酸性，若能適量地食用地瓜，將有助保持人體血液中的酸鹼平衡。

除了地瓜本身營養豐富，地瓜的莖葉中也含有豐富的營養成分，像是其中的粗蛋白、粗脂肪等含量都高於苜蓿草、乾穀草等；蛋白質、胡蘿蔔素、維生素B的含量也比莧菜、萵苣、芥菜葉類等為高，所以早期是拿來餵牲畜的上好飼料。

地瓜中含有豐富的澱粉，很適合作為能量來源，而且地瓜中也含有豐富的維生素C以及食物纖維，即便經加熱，其中的維生素C也不會遭受破壞，這可說是地瓜的一大優點。不過因為地瓜的蛋白質含量比例較低，若想單靠吃地瓜來吸收基本熱量，就算身體能支撐下去，也會出現營養失調的問題。

有些觀點指出，地瓜應該要連皮一起吃，因為地瓜皮中含有豐富的鈣質和多酚，還有黏液蛋白等多醣類物質，能降低血液中的膽固醇含量、保持血管彈性、預防血管硬化以及高血壓等心血管疾病。所以在料理地瓜前可以將皮徹底洗乾淨，連皮一起煮熟後吃會更能吸收到地瓜完整的營養。

一百公克地瓜所含有的營養成分

營養成分	地瓜	地瓜葉
熱量	一二四卡	三〇卡
水分	六九・二克	九一克
碳水化合物	二八・六克	四・一克
膳食纖維	二・四克	三・一克
粗蛋白	一克	三・三克
灰分	〇・九克	一克
粗纖維	〇・六克	一克
粗脂肪	〇・三克	〇・六克
鉀	二九〇毫克	三一〇毫克
磷	五三毫克	三〇毫克

鈉	四四毫克	二一毫克
鈣	三四毫克	八五毫克
鎂	二八毫克	二〇毫克
維生素C	一三毫克	一九毫克
鐵	〇・五毫克	一・五毫克
鋅	〇・三毫克	〇・六毫克
維生素B_1	〇・〇七毫克	〇・〇三毫克
菸鹼酸	〇・〇六毫克	〇・四四毫克
維生素B_6	〇・〇四毫克	〇・〇四毫克
維生素B_2	〇・〇三毫克	〇毫克
維生素A	一五二〇RE	一二六九・二RE

就維生素方面來看，地瓜有豐富的維生素A，是攝取維生素A的最佳來源。例如同樣都是一〇〇公克的重量，地瓜的維生素A含量就是番茄的一八倍，而維生素A能提高人體的免疫力、增強對感染的抵抗力、預防癌症的發生、延緩老化、保持皮膚健康、防止夜盲症以及視力減退等，對人

體的健康很有助益，是不可或缺的營養素。若要補充維生素A，地瓜可說是很好的食材選擇。

就礦物質來說，地瓜含有多量的鉀。鉀最大的功能就是保持血壓平衡，預防並治療高血壓。鉀還能把氧送到腦部，活化大腦功能。此外，鉀也能幫助治療過敏性疾病。地瓜可說是很好的鉀來源食物，如果想要補充鉀，就可多吃地瓜。

從以上敘述看來，地瓜屬於非精緻的澱粉類食物，又含有豐富的食物纖維、維生素A以及鉀，與我們一般常吃的飯、麵、麵包等澱粉類食物相較，可說是較為營養又健康的澱粉類食物，也因此，有許多人會靠吃地瓜來減肥。

這是因為地瓜既有豐富的食物纖維能促進排便，脂肪含量又比其他食物少很多，但不飽和脂肪酸又很多量。若把地瓜當成主食來吃，多量的纖維素能讓人有飽足感，同時又能避免脂肪和膽固醇在腸內被吸收、分解體內膽固醇、促進脂質代謝，有效預防人體吸收過多的營養，導致營養過剩、發胖，進而就能達成減肥的目的。

地瓜的效用

地瓜不僅有豐富的營養價值，還兼具抗發炎、排毒、防癌等效用，因而從以往不起眼的輔助食糧，一躍成為眾所矚目的養生食材，吹起一股地瓜養生風。

地瓜的藥用價值頗高，早在中國古代，醫藥學家就有對地瓜治病的論述。例如明朝的李時珍在其所著《本草綱目》中就記載著：「番薯具有補虛乏、益氣力、健脾胃、強腎陽之功效」。《金薯傳習錄》*中則說地瓜是「能治痢疾、酒積熱瀉、濕熱、小兒疳積」等多種疾病。生地瓜所含的乳白色漿液能通便、活血、抑制肌肉痙攣，用在外敷上，對濕疹、蜈蚣咬傷以及帶狀疱診等都很有療效。李時珍更稱地瓜為長壽食品，近來，不少國家也對地瓜有此稱呼。這是因為地瓜偏鹼性，能迅速中和米飯、麵類、肉類、蛋類等食品在人體內所產生的酸性物質，維持人體血液的酸鹼值平衡。

就中醫的說法，地瓜的性味甘平、無毒，入足太陰經，功效專在補虛乏、益氣力、養心神、健脾胃、強腎陰、通乳汁、除宿瘀臟毒，而且在十二種有防癌保健作用的蔬菜中，地瓜可說是名列前茅，有「抗癌之王」的美譽。

日本科學家經研究後發現，地瓜中含有豐富的黏液蛋白，這種特殊物質能維護關節內的潤滑作用，也能保持人體新血管壁的彈性，防止動脈粥狀硬化，減少皮下脂肪，提高人體免疫力。

一九九五年，美國的生物學家瑟施瓦茨教授發現，在地瓜中含有一種叫做脫氫表雄酮（DHEA）的化學物質，這類化學物質可以用來預防糖尿病、心血管疾病、結腸癌和乳腺癌等。

地瓜不論生熟都含有黏蛋白。黏蛋白是一種多糖蛋白的混合物，屬於

*註：《金薯傳習錄》，清朝陳世元所撰之農業科學史料相關書籍。

膠原和多糖物質，能有效防止脂肪沉積在心血管壁上、維持並增加動脈血管壁的彈性、減少皮下脂肪堆積、恢復精力、防治便祕等。

地瓜的營養豐富，有「東方的乳酸菌」之稱，所以有不少人會吃地瓜養生。不過，有些坊間說法是，過了中午就不要吃地瓜。理由是到了下午，人體的新陳代謝會變差，地瓜中所含的糖類就會囤積在體內，所以建議不要在中午十二點之後吃地瓜，特別是有糖尿病或痛風的患者。關於這一點，中西醫學的看法各有不同。

營養師表示，在營養學中，地瓜就像是米飯，是一年四季都可以吃的好食物，有通便、減重，甚至防癌的功效，只要均衡攝取，不要吃得過多，就能幫助維護人體健康，而且在食用時間上也沒有特別的規定。

至於中醫的說法則是以傳統的經絡循環為基礎。中醫學認為，早上的五點至七點是腸經的運行時間，是排便和代謝最好的時機；中午過後，人體的腸胃代謝功能就會慢慢變弱，若吃地瓜，恐怕對身體有損，所以建議可在中午前（最晚不要超過中午十二點）食用地瓜，以保健腸道健康和促進體內排毒。

吃地瓜能帶來的具體效用有以下幾點：

一、美容養顏

地瓜中所含有的綠原酸可以抑制黑色素的產生，防止出現雀斑和老人斑；雌激素則能保持人體皮膚細緻、防皺、減少皮下脂肪堆積等，有美容養顏的功效。

二、幫助減肥

每一〇〇公克的地瓜熱量只有一〇二大卡，僅約白飯的一半，而其中含有的豐富膳食纖維不僅能有助於增加飽足感，讓人不太會產生飢餓的感覺，進而減少吃零食的頻率，膳食纖維更有助於促進排出食物中的脂肪與糖分，而脂肪和糖類正是造成人體肥胖的一大主因。不過要注意的是，地瓜雖能幫助減肥，但吃太多仍會發胖。五十五公克的地瓜約等於一分主食的量，成人依據不同的活動量，每人每天所需攝取的白飯量建議為一·五碗～四碗，因此要注意不要攝取過量。

三、健胃整腸，防治便祕

地瓜中的膳食纖維約為白飯的四·三倍。膳食纖維能吸收腸內水分，卻無法在腸道內被消化吸收，所以能使大便體積膨脹以刺激腸道、增強蠕動、促進便意，有助排毒通便，改善排便不順引起的便祕，特別是針對老年人的便祕有較好的療效。若有想要改善便祕問題，建議或許可在日常飲食中，加入適量含有豐富膳食纖維的地瓜來代替白飯，除了能增加飽足感、獲取澱粉、有助增加攝取膳食纖維，也能預防各種腸道病變。

此外，地瓜為中鹼性食物（ＰＨ值約為六—十），胃酸過多的人食用適量的地瓜能有助於中和部分胃酸。

四、防癌抗癌

地瓜中含有人體必需的氨基酸，以及十分豐富的胡蘿蔔素，可以抑制上皮細胞異常分化，增強人體免疫力，阻止細胞中的蛋白質與致癌物結合。

地瓜中的β胡蘿蔔可以抑制癌細胞繁殖，延緩癌症惡化；活性氧是誘發癌症的原因之一，而地瓜中的維生素A與維生素B_2有抗氧化性，所以能抗癌、抑制癌細胞增殖，使癌症不容易惡化；維生素C及維生素E則能保護細胞的含量（尤其料理地瓜時若能連皮一起，將可保留住地瓜百分之六十的維生素C、E）；酚和菲酊酸可以抑制癌症形成，以及自由基的產生；脫氧異雌固醇（DHCA）是女性荷爾蒙的一種，能促使乳癌與結腸癌細胞凋亡，而地瓜中所獨有的脫氫表雄酮也於近年獲得了美國醫院的臨床實驗證明，能夠有效預防結腸癌和乳腺癌；神經節苷脂（ANGLIOSIDES）可以將癌細胞轉換為正常的細胞。而說起地瓜防癌抗癌的功效，煮熟的地瓜又高於生地瓜；地瓜中豐富的膳食纖維能幫助益菌在腸道內蠕動，抑制細菌繁殖，同時可增加大便體積，防止胃腸道黏膜病變，預防形成大腸瘤。

五、改善血管彈性，防止動脈硬化

地瓜含有人體所需的必需氨基酸，其中，離氨酸可維持血管壁的彈性，預防粥樣性血管部產生阻塞以及硬化。此外，地瓜中所含的黏液蛋白以及黏液多醣類物質，也可幫助腸內膽固醇等隨大便排出體外，進而有改善血管彈性，防止動脈硬化等作用。

六、控制血糖

奧地利維也納的一間大學在臨床研究中發現，成人發病型的糖尿病患者在服用了白皮地瓜的萃取物之後，患者的胰島素敏感性得到了改善，因此證實吃地瓜能有助於控制血糖。日本研究也發現，若給患有糖尿病的大鼠餵食白皮地瓜四～六週，將能有效抑制大鼠口服葡萄糖後血糖升高，也可以降低大鼠們甘油三酯和遊離脂肪酸的數值，可見白皮地瓜有一定的抗糖尿病作用。

雖然對糖尿病人來說，一天少量地吃一〇〇公克地瓜有助控制血糖，但也不能多吃，因為地瓜畢竟屬於薯類，含有澱粉跟維生素，若當作主食吃，不僅不利於控制血糖，也容易發胖。

七、和血補中

地瓜的營養很豐富，有多量的糖、蛋白質、脂肪以及各種維生素與礦物質，能有效地為人體所吸收，防制營養不良的毛病。而且地瓜還能補中益氣，對脾胃虧虛等病症有益。其中，尤以烤地瓜的效用最好，在胃腸衰弱、氣力不佳時，吃烤地瓜是最有功效。

八、有益心血管疾病

地瓜中所含的鉀、維生素B_6、維生素C、β胡蘿蔔素和葉酸這五種營養素都有助於預防心血管疾病。像是鉀有助於調節人體細胞液體和電解質的平衡，維持正常的血壓以及心臟功能。維生素B_6和葉酸能幫助降低血液中高半胱氨酸的含量，高半胱氨酸會損傷動脈血管，對心血管疾病來說是一危險因子。維生素C和β胡蘿蔔素則能抗脂質氧化，預防動脈粥狀硬化。

九、預防肺氣腫

地瓜富含維生素A。經美國的動物實驗發現，維生素A能有效降低吸煙大鼠病發肺氣腫的機率，因此，吸煙者或會吸到二手煙的人每天都可以吃一點地瓜來預防肺氣腫。

十、增強免疫力

地瓜含有大量的黏液蛋白，能防止肝臟與腎臟的結締組織萎縮，提高人體免疫力。而且地瓜中的礦物質對於維持、調節人體的功能也有十分重要的作用。

另外，吃地瓜還有其他效用，像是幫助維護視力（地瓜中含豐富的β胡蘿蔔素及類胡蘿蔔）、預防膽固醇過高（地瓜抑制膽固醇的作用是其他食物的十倍）、降低中風風險（地瓜含豐富的鉀，可將中風風險降低至百分之二〇）、保護關節（地瓜中所含豐富的黏蛋白，對保養關節很有好處）等。

食用地瓜時的注意事項

地瓜雖然營養豐富，又有保健養生的功效，但在食用時也不是毫無顧忌，還是要遵守部分注意事項。

1. 地瓜不宜生吃。地瓜中的細胞膜如果沒有經過高溫破壞，澱粉會很難消化，容易導致腸胃不適。

2. 地瓜中含有「氧化酶」，若吃得太多，容易在腸胃道裡頭產生大量的二氧化碳，使人出現腹脹、打嗝、胃食道逆流、胃灼熱、排氣等不適感，所以一次建議不要吃太多，或是可配著白菜、蘿蔔一起吃。此外，胃潰瘍以及胃酸過多的患者也不宜食用。

3. 避免和柿子同吃。柿子中含有鞣質、果膠，而地瓜中所含的糖分會在胃內發酵，增加胃酸的分泌而與之發生反應，產生沉澱凝聚、硬塊，引起胃柿結石，嚴重的時候甚至會造成腸胃出血或胃潰瘍。

4.不要吃帶有黑斑的地瓜。帶有褐色或黑色斑點的地瓜是受到了黑斑病菌的汙染。黑斑病菌會排出含有番酮和番薯酮醇的毒素，若將這些毒素吃下肚，恐怕會有中毒的危險。

5.發芽的地瓜依舊可以吃。地瓜跟馬鈴薯不一樣，馬鈴薯發芽後會產生酶而無法食用，但地瓜不會，只是吃起來的口感不佳，所以建議還是不要放太久。

6.地瓜纖維質高，常被當作減肥時的主食。但醫生建議，三餐中的一餐或可以地瓜取代主食，卻不適宜三餐都單吃地瓜。因為地瓜的纖維質含量雖高，糖分的含量也很高，若是食用過多，容易增加變胖的風險。

第三章
各式地瓜養生食譜

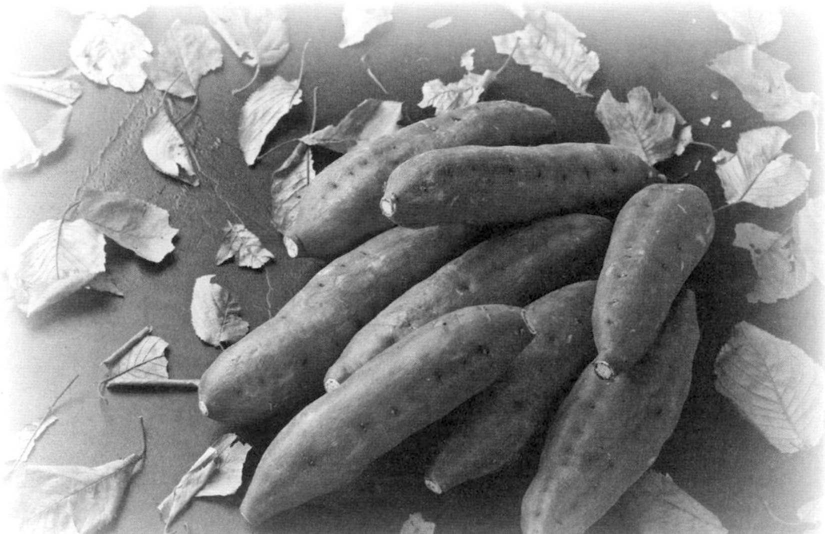

青椒炒地瓜

青椒是辣椒的一種，屬甜椒類，因顏色為青色，所以叫青椒。青椒的果實比辣椒大，但是辣味不明顯，甚至完全不辣，大多是當作蔬菜來食用。

就中醫的角度來看，青椒味辛、性熱，入心、脾經。有溫中散寒，開胃消食的功效，能治療寒滯腹痛、嘔吐、瀉痢、凍瘡、脾胃虛寒、傷風感冒等症狀。

青椒含有豐富的維生素A、維生素B、維生素C以及胡蘿蔔素等。青椒的維生素C含量尤其可說是蔬菜中之冠，與草莓、檸檬差不多。

維生素C可以防治壞血病，輔助治療牙齦出血、貧血、血管脆弱等，對人體的作用有：1.促進生成膠原蛋白；2.參加體內部分氧化還原反應；3.增進傷口癒合；4.解毒；5.改善心肌功能；6.增加人體抵抗力；7.對抗自由基；8.防癌；9.降低膽固醇等。

功效。

此外，維生素B、C以及胡蘿蔔素也都有促進消化，加快脂肪代謝的功效。

總體說來，青椒能增強體力，緩解疲勞。若是吃了帶有辛辣味的青椒，一般人多會感到心跳加快，皮膚血管擴張，所以中醫才會認為，青椒和辣椒一樣，有溫中下氣，散寒祛溼的功效。

青椒的食療功效如下：

一、減肥降脂。青椒中所含有的辣椒素可以促進脂肪的新陳代謝，防止脂肪在體內積存，有利於降脂減肥。

二、緩解疲勞。青椒不僅有消除疲勞的重要功效，其中所含有的維生素P能促進維生素C的吸收，所以就算加熱也不怕維生素C會流失。

三、增進食慾，幫助消化。青椒中的維生素P能強健微血管，預防動脈硬化、胃潰瘍等疾病；辣椒素則能促進食慾、幫助消化、促進腸道蠕動、預防便祕。

四、淨化血液。青椒含有葉綠素，而葉綠素能防止腸道吸收過多的膽固醇，並積極降低體內膽固醇含量，進而有淨化血液的功效。

◇材料

地瓜　一〇〇克
青椒　兩個
油、鹽　適量

◇作法

1. 地瓜洗淨、去皮、切片。
2. 青椒洗淨去籽，切成長條。
3. 把油放入鍋中燒熱，放入地瓜、青椒。
4. 炒熟地瓜、青椒，加鹽炒勻即可。

◇功效

排毒瘦身。

◇備註

1.患有眼睛疾病、食道炎、胃潰瘍、痔瘡的患者要少吃甚至忌食青椒。

2.有陰虛火旺症狀或是高血壓、肺結核的患者要謹慎食用青椒。

中醫師的小提醒

由於青椒、紅椒、茄子等茄科植物中含有植物鹼，會抑制關節修復，如有對茄科食物過敏的人或關節炎、類風濕性關節炎等患者，不宜多食。

黃豆糙米地瓜飯

糙米又名粳米、全米，是稻米脫殼後的米，保留有粗糙的外層，顏色比精緻的白米深，磨去其外層後就可以製得白米。糙米的性質平和，食用後有排毒防癌、促進代謝、護膚、控制血糖的功效，但腸胃消化功能不佳者不適合食用。

根據中醫的說法，糙米可以養顏美容，使肌膚白皙細緻，具潤膚的功效（《食物本草》*1中有寫到，糙米能夠「充滑肌體，可以頤養」）。此外，糙米中含有豐富的維生素B群，若經常食用也能有助減少掉髮症狀。

糙米含有豐富的膳食纖維、維生素B群、維生素E、蛋白質、鉀（讓神經正常運作、排出體內鹽分）、鎂（集中精神、防止注意力低下）、鋅（促進全身新陳代謝）、鐵（可以預防貧血、提高免疫力）等營養素，有很高的營養價值。雖然糙米的熱量、含水量都和白米差不多，但就維生素、礦物質和膳食纖維來說卻大勝白米，所以近年來，不少注重保健養生的人開始改吃糙米。

吃糙米的好處有：咀嚼次數增加，容易增加飽足感，有利於控制體重，而且因為咀嚼的時候會分泌較多的唾液來分解，消化也會比較順暢；食物纖維為白米的六倍，因此能增進腸道健康，降低罹患便祕、大腸癌以及大腸憩室症的發生率；促進身體新陳代謝，幫助身體排毒；調整血糖值，延緩餐後血糖上升；降低高膽固醇血症，預防高血壓。

黃豆又稱為大豆，因營養價值高，又有「豆中之王」的美譽，是目前所知功能最多也最完整的食品之一。

中醫認為，黃豆性平味甘、無毒，入脾、胃、大腸經，能益器養血，健脾寬中，潤燥行水，通便解毒。《名醫別錄》*2中提到黃豆時說：「生大豆逐水脹，除胃中熱痹、傷中、淋漏，下瘀血，散五臟結積、內寒。」

*註1：《食物本草》，明末姚可成匯集前人著作編纂而成之中醫經典古籍。
*註2：《名醫別錄》，魏晉名醫所編纂的本草典籍。

《日用本草》*則說黃豆能：「寬中下氣，利大腸，消水脹，治腫毒。」

黃豆含豐富的蛋白質、鈣、卵磷脂以及鐵，還有皂草苷、胰蛋白酶抑制物以及磷等營養素。其中，鈣質能預防骨質疏鬆症；卵磷脂又被稱為「血管清道夫」，可以去除掉血管壁上的膽固醇、防止動脈血管硬化、增強記憶力、延緩老化、護膚、排泄毒素、促進細胞活性化、保護神經系統等；鐵對缺鐵性貧血患者很有助益；皂草苷是一種抗氧化的物質，可以抑制自由基，能延緩人體老化、預防癌症；胰蛋白酶抑制物對糖尿病有一定的療效，也有抗癌的作用，不過一定要煮熟食用，若生吃反而會阻礙消化吸收蛋白質；磷能有助改善神經衰弱以及體質虛弱的狀況。尤其黃豆中的蛋白質更有降低壞膽固醇、提高好膽固醇、保護心血管的功效。同時它也是大豆異黃酮素的主要來源，能有效改善女性更年期的症狀與不適。

異黃酮素是一種植物性的天然荷爾蒙，很多植物中都含有異黃酮素，但以黃豆的含量最多。為了改善更年期症候群，女性們多會服用雌激素，雖然雌激素能明顯改善更年期所帶來的不適，卻也提升了罹患子宮癌以及乳癌的風險。而異黃酮素的結構與女性荷爾蒙也就是雌激素近似，且對癌症的起始因子有抑制的作用，若以異黃酮素來取代雌激素，不僅能有效幫助更年期婦女補充天然荷爾蒙，而且還能抑制人體細胞受女性荷爾蒙過量刺激，降低發生乳癌、攝護腺癌、大腸癌等機率，因此被認為是更年期婦女最佳的飲食療法食品。

黃豆中除了含上述營養，還能提供人體所需的必需氨基酸，加強腦細胞發育，並降低罹患心血管疾病的機率，有降血脂、抗癌、預防骨質疏鬆等疾病的功效。

◇材料

糙米　一五〇克

*註：《日用本草》，元朝吳瑞所撰，選取了日常生活中五百四十餘種主要的飲食，進行藥效的講解。

地瓜　一五〇克
黃豆　三〇克

◇作法

1. 洗淨地瓜外皮，不用去皮，切成塊備用。
2. 洗淨糙米，加水二〇〇毫升浸泡五～六小時。
3. 將地瓜、黃豆加入泡水的糙米中放入電鍋，外鍋加一杯水，煮到開關跳起即可。

◇功效

1. 抗癌解毒。
2. 促進腸胃蠕動，通腸利便，減少便祕，促進新陳代謝。

◇備註

1.咀嚼能力較差的老年人要減少糙米的食用量。
2.腎功能較差、高血鉀患者不宜食用糙米。
3.烹煮糙米前可先泡水五～六小時，煮起來會比較軟。
4.黃豆含有不少普林，若有痛風、尿酸過多的患者不宜食用過量。
5.黃豆容易造成脹氣，腸胃消化功能不好或是有慢性消化道疾病的人要盡量少吃。

中醫師的小提醒

現代藥理研究證明黃豆可保護細胞呼吸，使胃黏膜上皮細胞不易受損，並增強代謝、解毒酶的功能。與生甘草、抗癌物質同用，能提高抗癌藥物的療效，減少抗癌藥物的副作用。

栗子黑芝麻地瓜飯

栗子又名板栗，含有大量澱粉、蛋白質、脂肪、維生素B群等多種營養成分，有「千果之王」的稱號，外國人說它是「東方珍珠」。

栗子味甘、性溫，入脾、胃、腎經，能夠養胃健脾、補腎強筋、活血止血，主治脾胃虛弱、反胃、體虛腰酸腿軟、便血、泄瀉、金瘡等。其食療效果有益氣補脾、厚腸胃、補腎強筋等，適合用於脾胃虛弱所導致的反胃、腹瀉或是腎虛腰無力，是一種物美價廉，又極富營養的滋補品。

栗子的營養、熱量都很高，加上栗子又有補腎益脾胃的效果，若是營養不良或吃得較少的人，或可吃些栗子以補充熱量，尤其若是老人家食用栗子，除了能改善腸胃不佳、胃口不好的問題，還能有助減緩腰酸背痛、筋骨酸痛的毛病。

中醫認為「腎主骨」，容易腰酸背痛都是腎虛的表現，而栗子有補腎強筋的效用，所以用栗子進補是最適合的了。而且栗子對人體的滋補作用可媲美人參、黃耆、當歸等。由於栗子對腎虛有很好的療效，所以也被稱之為「腎之果」，經常食用能強健身體。

具體來說，食用栗子的好處如下：

一、防治心血管疾病。栗子中含有豐富的不飽和脂肪酸、維生素和礦物質，能防治高血壓、冠心病、動脈硬化、骨質疏鬆等疾病，是抗衰老、延年益壽的滋補佳品。

二、幫助治療口腔潰瘍。栗子中含有核黃素。核黃素即維生素B_2，人體若缺乏維生素B_2就容易造成口角炎、舌炎等症狀，常吃栗子能有助於日久難癒的口角生瘡和口腔潰瘍痊癒。

三、供給熱能。栗子含有較高的碳水化合物，能提供給人體較多的熱能，也能幫助脂肪代謝，有益氣健脾、厚補腸胃的作用。

四、延緩衰老，強健筋骨。栗子含有豐富的維生素C，能維持牙齒、骨骼、血管、肌肉的正常作用，也可以預防和治療骨質疏鬆、腰酸腿軟、筋骨疼痛等症狀，有助延緩衰老，可說是老年人的保健佳品。

黑芝麻古稱胡麻，是胡麻科芝麻的黑色種子，含有豐富的不飽和脂肪酸、蛋白質、鈣、磷、鐵、鉻、維生素A、維生素E、卵磷脂等營養成分，有健胃保肝、促進紅血球生長的作用，同時也可以增加體內的黑色素，有利於頭髮生長。黑芝麻之所以能藥食兩用，被人視為滋補的聖品，正是因為其擁有這些營養成分以及珍貴的芝麻素與黑色素。

黑芝麻的性平、味甘，入肝、腎、肺經。能滋補肝腎、益精血、生津潤腸，可以用來治療頭暈眼花、耳鳴耳聾、頭髮早白、病後脫髮、腸燥便祕等。

一般大家所熟知的黑芝麻功效就是烏髮，但除此之外，黑芝麻也有很好的抗氧化功能。這是因為黑芝麻含有豐富的油脂和維生素E，能滋潤皮膚、補血通便。尤其黑芝麻維生素E的含量更是居植物性食品之首。維生素E可以促進細胞分裂，延緩細胞衰老，有抗衰老、延年益壽的功用。因此黑芝麻可說是養顏美容的保養佳品。

食用黑芝麻能獲得的功效有：

一、補鈣。一般我們多靠食用牛奶與雞蛋來補鈣，但其實黑芝麻的含鈣量遠高於牛奶與雞蛋。每一〇〇公克的牛奶中約含有二〇〇毫克的鈣，但在同樣一〇〇公克的黑芝麻中，含鈣量卻高達八〇〇毫克。可見，若想要補鈣，食用黑芝麻是比較好的選擇。

二、降血壓。形成高血壓的原因中，有一點很重要，那就是高鹽飲食。為了有效促進鈉從人體內排出，我們平時可以多吃含鉀的食物，因為鉀在進入人體後就能有效促使鈉的排出。黑芝麻中含有高量的鉀，因此常吃黑芝麻對於控制血壓和保持心臟健康都很有幫助。

三、養顏潤膚。黑芝麻中含有豐富的維生素E，維生素E是很好的天然抗氧化劑，適當地補充維生素E就能有效起到潤膚養顏的功效。此外，若有習慣性便祕的人，毒素會殘留在腸內而傷害到肝臟，也會造成皮膚粗糙，而黑芝麻能治療便祕，清除毒素後，肌膚自然會變好。

四、提高生育能力。黑芝麻中所含的維生素E不僅有良好的抗氧化作用，能養顏美容，還能增加男性精子的生成數量並增強其活力，對於女性來說，維生素E能提高雌性激素的濃度，所以又有「生育酚」之稱。此外，黑芝麻還富含鎂，鎂可以提高男性精子的活力，增強男性生育能力，對男性來說很是重要，因此黑芝麻又有「男性保健素」之稱。

五、強化血管。黑芝麻中含有蛋黃素，能防止脂肪沉澱在人體內。膽固醇就是脂肪沉澱在血管中的產物，膽固醇會使血管內徑變細，容易引起心血管疾病。而黑芝麻中所含有的蛋黃素則能預防這種情況。同時，黑芝麻中的菸鹼酸也有擴張血管、防止血管硬化的功能。

六、減肥瘦身。脂肪若堆積在人體中，容易使人發胖，而黑芝麻中所含的膽鹼能與人體內的脂肪酸結合。人體若缺乏維生素B_1將會導致碳水化合物的代謝不完全，這麼一來，人體就容易發胖。但黑芝麻中含有豐富的維生素B_1，而且是所有食物中含量最多的，因此常吃黑芝麻就能避免因缺乏維生素B_1而發胖。

七、治療貧血。黑芝麻中所含的鐵比同量的波菜要多三倍，因此在治療缺鐵性貧血症上甚有療效。

八、滋補神經。菸鹼酸能安定神經，人體內若缺乏菸鹼酸將容易造成神經失常。黑芝麻內含豐富的菸鹼酸，常吃黑芝麻能滋補神經系統，治療慢性消削性神經炎以及末稍神經痲痺性偏枯癱瘓，對於過敏性的神經疾病、視覺神經的缺乏都很有幫助。

九、幫助消化。一般人每天吃的米飯、肉類等都是酸性食物，體內酸性過多容易導致胃酸過多、胃潰瘍、十二指腸潰瘍、胃下垂等疾病。黑芝麻中含有豐富的鈣，鈣屬鹼性元素，能中和我們體內的酸性。

◇**材料**

栗子　五粒

黑芝麻　十克

地瓜　一小條（約一五〇克）

糙米　一五〇克

◇**作法**

1.將栗子泡軟後切碎。

2.地瓜洗淨，去皮切丁。

3.糙米洗淨，泡水約五小時。

4.栗子、黑芝麻、地瓜、糙米加水二〇〇〇毫升放入電鍋中煮（建議外鍋可加兩杯水）即可。

◇功效

改善白髮、禿頭、掉髮。

◇備註

1. 栗子不宜吃得過多，每日最多不要吃超過半斤，而且要細嚼慢嚥，不要一次吃完。栗子吃多了容易阻滯腸胃，難以消化。
2. 栗子會解人參的藥效，所以不宜與人參一同服用。
3. 嬰幼兒、脾胃虛弱、消化不良、患有風濕疾病的人不宜多吃栗子；糖尿病人則要禁食栗子。
4. 患有慢性腸炎、便溏腹瀉、食慾不佳的人忌食黑芝麻。
5. 黑芝麻營養雖高，但吃太多會導致內分泌紊亂，造成頭皮油膩，導致毛髮枯萎、脫落，所以每天的食用量不宜超過八〇公克。

中醫師的小提醒

感冒尚未痊癒之前不要吃栗子。
芝麻較適宜的服用量為一天十二～十五克。

黑糖地瓜薑湯

薑可以做為中藥材之一，也可以沖泡為草本茶，其性溫，歸肺、脾、胃經，功效有發汗解表、溫中止嘔，溫肺止咳。用薑來養生治病由來已久，在現存最早的中藥學著作《神農本草經》*中就有提到薑的效用：「乾薑，味辛溫，主胸滿，咳逆上氣，溫中止血、出汗、逐風；溫脾，腸辟下痢。」民間也有「冬吃蘿蔔夏吃薑，不勞醫生開藥方」的說法。

在營養學上認為，薑可以對抗發炎、清腸、減輕痙攣、改善抽筋以及刺激血液循環，既是強力的抗氧化劑，也是有效的殺菌劑，可以保護肝臟、腸胃，在很多疾病的治療上都很有幫助，例如消化不良、發燒、頭痛、噁心嘔吐等。

*註：《神農本草經》，簡稱《本草經》或《本經》，約成書於秦漢時期，總結了古代實際醫療的藥學研究成果。

吃生薑的功效有：

一、增強消化能力、防治胃病。生薑中有特有的「薑辣素」，薑辣素能刺激胃腸黏膜，使胃、腸道充血，增強消化能力，並有效治療因食用過多寒涼食物所造成的腹脹、腹痛、腹瀉、嘔吐等。而且吃薑可以刺激分泌唾液、胃液以及消化液，增加腸胃的蠕動，所以能開胃健脾，增進食慾。

二、提高體溫，讓身體發熱。薑裡頭所含的薑辣素以及薑烯酚都有讓身體發熱、提高體溫的功效。不同的是，薑辣素會促進血液循環，提高體溫，但薑烯酚則是藉由促進燃燒體內脂肪、醣類來提高體溫，而且這麼一來還具有減肥的效果。

三、提高免疫力。薑辣素與薑烯酚都能擴張血管、使血液循環加快、增強免疫力，同時還能殺菌、抗菌，所以也有抗癌的功效。

四、排寒。薑能使人體的血管擴張、加快血液循環，促使人體身上的毛孔張開，如此一來，不僅能帶走多餘的熱氣，也能一併帶走體內的病菌、寒氣。因此，若是吃了寒涼的食物，或是淋了雨，都可以吃些生薑來排除寒氣。

五、助陽。薑能加快人體的新陳代謝，也能通經絡，對調節男性前列腺機能也甚為有效，可以用來治療男性前列腺疾病以及性功能障礙，因此有助陽的作用。所以中醫裡頭有個說法是：「男子不可百日無薑」。

六、抗氧化。薑裡頭的薑辣素有很強的抗氧化和清除自由基的作用，所以常吃薑可以抗衰老。

七、殺菌。生薑有抗菌素的作用，針對沙門氏菌的效果尤其好。夏季時有些食品容易受到細菌的汙染，若吃下這些食物很容易會引起急性腸胃炎。適量吃些生薑，就能有防治的作用。

薑根據生長期的不同又可分為生薑、粉薑、老薑與薑母，其功效大致上相同，但仍有些微的差異，至於外觀與口感的差別則比較大些。

老薑栽種的時間比較久，愈老辛辣味愈強，祛風禦寒的能力也愈好。老薑多用來溫暖身體、暖胃潤肺、刺激身體活力、提升體溫、改善虛寒體質等。但老薑的莖肉萎縮少汁，多渣難以消化，多會用來烹調提味或煮茶來喝。

黑糖（或名紅糖）是由蔗糖所做成，含有大量的鈣、鐵、鎂、鋅、鉀、維生素B_1、維生素B_2等營養物質，多被視為是比較健康、養生的糖品，可以用來整腸健胃、溫暖肝臟、促進血液循環、消除瘀血等。

此外，黑糖也可以入藥，對很多病症都能發揮效用。中醫認為，黑糖性溫味甘，入脾，具有補中益氣、緩中、化食、健脾暖胃等功能，還有止痛、活血、行血、散寒的功效，像是婦女產後坐月子時就可以用黑糖煮水喝，黑糖水能幫助子宮收縮復原、促使惡露排出，也能活血化瘀兼止痛。加上黑糖水有利尿的作用，可以幫助尿液排出，避免泌尿系統的感染。

黑糖除了能活血、行血，對女性來說很有幫助，其他像是老年體弱、大病初癒或是營養不良的孩童也可以透過吃黑糖來獲得療虛進補的效用，尤其是老年人吃黑糖能散瘀活血、利腸通便、緩肝明目，也有益氣健胃、溫補心肺的作用。

◇材料

地瓜　三〇〇克
老薑　一五克
黑糖　一〇〇克

◇作法

1. 老薑洗淨、切片。
2. 地瓜洗淨去皮，切成適當大小備用。
3. 地瓜、老薑加水放入電鍋中煮。水量約稍微淹過地瓜即可。
4. 煮好後加入黑糖調味即可。

◇功效

1. 預防感冒、祛風暖胃。

2. 暢通大便，預防便祕。

◇備註

肥胖者、患有各種眼疾的患者都不宜吃過多的黑糖。

中醫師的小提醒

胃火較旺之人不適宜服用本湯品。

地瓜蜂蜜膏

蜂蜜是蜜蜂將從開花植物的花裡頭所採得的花蜜釀製而成，自古以來就被當作食物與藥物在食用。

中醫認為，蜂蜜的性味甘、平，入肺、脾、大腸經，對腹痛、乾咳、便祕等都有療效。主治肺燥咳嗽、腸燥便祕、胃脘疼痛等，《本草綱目》中記載蜂蜜的療效有：「和營衛，潤臟腑，通三焦，調脾胃。」

蜂蜜由葡萄糖與果糖這兩種單糖類所構成，可以被人體直接吸收，尤其是葡萄糖，更是可以不經消化系統直接被人體利用。

蜂蜜的成分除了葡萄糖、果糖還有各種維生素、礦物質以及氨基酸，有很多醫療保健的作用，可以保持身體健康、提高免疫力、調節內分泌、促進生長發育、美容養顏等等。

根據研究證明，食用蜂蜜的具體功效有：

一、促進消化，維護腸道健康。蜂蜜能調節腸胃功能，使胃酸正常分泌，尤其是在進食後，胃部的消化功能容易下降，大腸蠕動會變弱，而蜂蜜能增強腸胃的蠕動，縮短排便時間，消除積食。因此若有習慣性便祕或結腸炎的人可適度吃些蜂蜜，改善這樣的情況。同時，蜂蜜也可以調節胃酸，讓胃酸的分泌趨於正常化，不致過多或過少，所以能減緩胃痛以及胃燒灼的感覺，患有胃十二指腸潰瘍的人就可以服用蜂蜜輔助治療。此外，蜂蜜的含水量低，還有大量對人體有益的益生菌、乳酸桿菌、雙歧桿菌等，能維護腸道健康，調節消化、免疫系統。

二、解酒。蜂蜜的成分中有一種果糖是大多數水果都沒有的。這種果糖可以促進分解、吸收酒精，有利於快速醒酒，並解除喝酒後的頭痛感。

三、保護心血管。蜂蜜能擴張冠狀動脈並給予心肌營養，所以能改善心肌功能，調節血壓。

四、補充體力。蜂蜜含有豐富的醣類，產生的能量約是牛奶的五倍之多，能在短時間內為人體補充能量，消除疲勞和飢餓感。而且蜂蜜中所含醣類主要是葡萄糖與果糖，人體不僅能快速吸收這兩種醣類以補充流失的體力，還能加速修復運動後的肌肉。

五、調控血糖。根據研究結果顯示，蜂蜜比起蔗糖來較不容易引起血糖大幅度的波動，能有效調控血糖，減少罹患糖尿病、心血管疾病以及肥胖的風險。

六、潤燥止咳。中醫認為，蜂蜜甘涼而潤，有潤腸、潤肺的功能，而且還能幫助改善便祕問題，但要注意的是，要達到上述的功效，就要吃濃厚的純蜂蜜，而非蜂蜜水。

七、增強免疫力。每天喝一匙蜂蜜，不僅能減少自由基，也能延緩壞膽固醇的氧化，達到預防心血管疾病以及增強免疫力的效用。

◇材料

中型地瓜　兩個

蜂蜜　半碗

◇作法

1. 洗淨地瓜，不要削皮，加十碗水放入鍋中煮。

2. 地瓜煮熟後將水倒掉，倒入蜂蜜用小火熬煮。

3. 熬煮時用鍋鏟壓爛地瓜，和蜂蜜一起攪拌到成為膏狀即可。

◇功效

1. 改善便祕或大便乾硬的情況。

2. 改善用腦過度、精神壓力大、疲倦、淺眠多夢等情況。

◇備註

1.本品可於空腹時服用半碗～一碗，一天二～三次。
2.本品可放入冰箱保存，取出後可直接食用，若不想吃冷的，可沖入熱水食用。
3.糖尿病患者、脾虛容易腹瀉的人不適宜服用本品。
4.一歲以下的嬰兒以及肝硬化的患者不宜食用蜂蜜。
5.蜂蜜與生蔥不宜同時食用，會導致下痢。

地瓜糯米粥

《本草綱目》中說糯米可以：「暖脾胃，止虛寒泄痢，縮小便，收自汗，發痘瘡。」中醫認為，糯米的味甘、性溫，入脾、胃、肺經，可以補虛、調血、潤肺、暖胃、健脾，也能夠補養人體的正氣，有禦寒、滋補的作用，吃了糯米之後身體會發熱，所以尤其適合在冬天食用。對於時常感到噁心、沒什麼食慾、腹瀉、氣虛乏力的人頗有助益。

溫補脾胃是糯米最主要的功能，《本草經疏論》中對於糯米的養生保健功用說明如下：「補脾胃、益肺氣之穀。脾胃得利，則中自溫，力便亦堅實；溫能養氣，氣順則身自多熱，脾肺虛寒者宜之。」文中的「中」指的就是人體的胃部，所以對脾胃氣虛、經常腹瀉的人來說，吃糯米可以起到很好的治療效果。除了溫補脾胃的效用，糯米還能夠有助改善氣虛所導致的盜汗、勞動損傷後氣短乏力的症狀。

糯米中含有豐富的營養，計有蛋白質、脂肪、糖類（主要是澱粉）、鈣、磷、鐵、維生素B_1、維生素B_2、維生素B_3（菸鹼酸）等，屬於溫補強壯的食品，有補中益氣的效用。

糯米很適合用來煮成稀粥吃，不僅有營養滋補的效用，而且也容易吸收消化、養胃氣，所以在中醫裡頭有一說是：「糯米粥為溫養胃氣妙品」。

◇材料

地瓜　適量
糯米　適量

◇作法

1. 洗淨地瓜，連皮切成小塊。
2. 洗淨糯米，加水放入電鍋中煮。
3. 糯米煮熟後加入地瓜進去一起煮。

◇功效

潤腸通便，改善便祕。

◇備註

1. 罹患有胃炎、十二指腸炎等消化道炎症的人要少吃糯米。

2. 有發熱、咳嗽、痰黃稠、黃疸、泌尿系統感染、胸悶以及腹脹等症狀的人不宜多吃糯米。

中醫師的小提醒

小兒宜少吃糯米，尤其是生病的兒童，最好不要食用。

紅豆地瓜湯

紅豆不僅可入菜、做成甜點，也可用來治病養生。中醫認為，紅豆的氣味甘酸，性平無毒，可入心經和小腸經，有化溼補脾、消腫補血的功效，適合脾胃虛弱、血虛、氣色差、常頭痛的人服用，因此，紅豆常被拿來作食療之用。紅豆的功效有改善高血壓、動脈粥狀硬化、各種原因引起的水腫、消暑、解熱毒、健胃等，對於心火旺盛、口乾舌燥、皮膚癢、長痘痘等症狀也很有療效。

此外，中醫認為「五色入五臟」，其中「心」屬火，代表色為紅色，而紅豆為紅色，入心，能帶動血液循環而且能補血。中醫認為，夏季首重養心，如果心火過旺，有可能會引起口瘡瘤腫、頭暈、心悸、煩躁等症狀，而中醫古籍中記載，紅豆有清熱去溼、消腫解毒、補血安神的功效，所以很適合在夏天食用。在臨床上，紅豆也常被用來改善腳氣病以及消除下肢的水腫。

紅豆屬於高蛋白質、低脂肪的高營養穀類食品，含有豐富的蛋白質、醣類、脂肪、膳食纖維、維生素B_1、維生素B_2、維生素E以及鉀、鐵、磷、鋅、鈣等多種礦物質，有補血、利尿、消腫等功效。經常食用紅豆，能起到促進血液循環、強化體力、增強抵抗力的作用。

紅豆中豐富的鐵質可以補血、促進血液循環，使人氣色紅潤，也可以強化體力、增強抵抗力；皂角甙可以刺激腸道，有促進排便、利尿、解酒、解毒的作用，還有利水、去水腫的功效，對心臟病、腎臟病以及患有水腫的患者都甚有幫助；膳食纖維能潤腸通便、維持腸道健康、降血壓、降血脂、調節血糖、解毒抗癌、預防結石、減肥健美的功效；葉酸對產婦來說則有催乳的功效；而紅豆高纖、高蛋白、低熱量的優點則是想減肥瘦身者很好的食物選擇。

◇材料

紅豆　二〇〇克

地瓜　一個（約四〇〇克）
黑糖　適量

◇作法

1. 地瓜洗淨、去皮、切塊。
2. 紅豆洗淨，用水泡二～三小時。
3. 將紅豆及水放入電鍋中煮，等紅豆熟了之後再加入地瓜去煮，煮到地瓜熟了即可。
4. 最後加入黑糖調味。

◇功效

排毒瘦身。

◇備註

1. 黑糖一定要最後放，不然紅豆不容易煮爛。
2. 紅豆有利尿效果，盡量不要在睡前兩小時以內吃，頻尿的人也要少吃。
3. 大量食用豆類植物容易導致脹氣，腸胃不適的人要減少攝取。
4. 紅豆富含鉀以及蛋白質，若有腎臟方面的問題而需要限制攝取鉀和蛋白質者，不宜多吃紅豆。

地瓜芋頭湯

芋頭是平時常見的蔬菜，也可做為糧食或製成各種零食來吃，同時芋頭的營養價值很高，含有大量澱粉、礦物質以及維生素等，是老幼皆宜的滋補食品，而且芋頭因為有豐富的蛋白質和維生素，所以也適合腸胃虛弱、病後復原期的病人食用。

中醫裡頭說，芋頭味甘辛、性平，有小毒，歸腸、胃經，有益胃、寬腸、通便、解毒、益肝腎、消腫止痛、健脾、調節中氣、化痰等功效，可以用來治療便祕、腫塊、痰核、瘰癧、乳腺炎、甲狀腺腫大等病症。《本草綱目》中就記載：「芋子寬腸胃、療煩熱、破宿血、去死肌。」

芋頭中含有蛋白質、澱粉、脂肪、鈣、磷、鐵、鉀、鎂、鈉、胡蘿蔔素、維生素B_1、維生素B_2、維生素B_3、維生素C、皂甙等多種營養成分。這些豐富的營養成分，尤其是多種微量元素能增強人體的免疫功能，同時增進食慾，幫助消化，所以中醫認為，芋頭可以補中益氣，也可以作為防治癌症用的輔助治療食物。

芋頭所含有的礦物質中還有氟，氟能潔淨牙齒、防止齲齒，起到保護牙齒的作用，也能抑制細胞異常增生；膳食纖維能解決便祕的問題；多糖類高分子植物膠體有止瀉並增強人體免疫力的功能，可以作為防治癌瘤的常用藥膳主食；黏液蛋白被人體吸收後會產生免疫球蛋白，可以提高人體抵抗力，所以中醫裡頭才說芋頭能解毒，能改善人體的癰腫毒痛，且能用來防制腫瘤以及淋巴結核等病症。

此外，芋頭為鹼性食品，能中和積存在人體內的酸性物質，調整人體的酸鹼平衡，有美容養顏、烏黑頭髮的效用，也能用來防治胃酸過多。

芋頭除了有上述的效用，還有五種功用：1.促進腸胃蠕動，減低腸黏膜接觸毒性物質的時間；2.吸附膽酸，加速膽固醇代謝；3.提升飽足感，減少攝取熱量；4.幫助調節血糖；5.幫助身體排出多餘的鈉，降低血壓。

◇材料

地瓜　一個
芋頭　半個
薑片　適量
黑糖　適量

◇作法

1. 將地瓜和芋頭洗淨、削皮、切塊。
2. 在鍋子裡放入約一五〇〇毫升的清水煮沸，加入切好的薑片。
3. 煮約三～五分鐘，把地瓜跟芋頭一起放入鍋中。
4. 以小火煮半小時，加入黑糖。
5. 等黑糖全部溶解後即可關火食用。

◇功效

1. 潤腸通便，改善便祕。
2. 補益脾腎、和血補中、化痰止咳。

◇備註

1. 有痰、過敏性體質的人不宜吃過多的芋頭。因為芋頭的黏液會刺激到咽喉黏膜，會加劇咳嗽，產生更多的痰。
2. 芋頭不要和香蕉一起吃。

中醫師的小提醒

脾胃虛弱者不宜多食本品，容易在腸內產生氣體，腹脹放屁。

小米地瓜粥

中醫認為，小米味甘、鹹，性涼，入腎、脾、胃經，有健脾和胃、補益虛損、和中益腎、除熱解毒的功效，可用來治療脾胃虛熱、反胃嘔吐、消渴泄瀉。

小米不需要精製，它保存了很多的營養成分，例如醣類、維生素B群、維生素E、鈣、磷、鐵、鉀、氨基酸、脂肪、纖維素、胡蘿蔔素等，而且含量幾乎都高於稻米。小米不會刺激腸道，纖維質偏溫和，容易消化，能降胃火，所以用小米煮成的粥素有「黃金粥」和「代參湯」的美稱。

食用小米粥有滋陰養血、和胃安眠等功效，可以幫助產後婦女調養虛寒體質，恢復體力，所以以前有許多婦女在生產完後，都會喝小米紅糖粥來調養身體。此外，小米粥對病後體虛、腹瀉、反胃嘔吐的人也都很有幫助。不過，小米的蛋白質成分並不完整，賴胺酸的含量也偏低，所以並不適合當成主食食用。

小米含豐富的鐵，可以補充身體中不足的鐵質，具有補血、滋養髮質、滋潤肌膚以及養顏美容的功效；色胺酸有幫助睡眠的功用，小米中所含色胺酸是所有穀類之首，若於睡前喝小米粥，有助眠的功效；碳水化合物可以緩解精神壓力、緊張、乏力等症狀；磷能促進身體成長、修復器官組織、供給人體能量與活力並參與調節酸鹼的平衡；鎂可以提高精子活力，增強男性生育能力，而且有助調節人體心臟活動、預防心臟病，同時也能降低血壓；鉀有助於維持神經健康、心跳規律正常、降血壓、預防中風等；維生素B群可以促進分泌消化液以幫助腸道蠕動、利於排便，也能防止口角生瘡；蛋白質能提高身體免疫力，增強抵抗力；維生素A能明目，保健視力；膳食纖維可以促進消化，利於排便排毒。

此外，現代醫學認為，小米不含麩質。所謂的麩質就是存在於穀物當中的蛋白質，也是米麥中主要的過敏原，一般的全穀類像是糙米、小麥都含有麩質。沒有麩質的小米不會刺激腸壁，比較容易被人體吸收。腸胃比較弱的人就可以選用小米來作為養生食材。

小米的營養豐富，而且是鹼性穀類，有健脾養胃、抑制胃酸分泌的功效，若有胃酸不調症狀的人可以常吃。在李時珍的《本草綱目》中有寫到，小米可以「治反胃熱痢，煮粥食，益丹田，補虛損，開腸胃。」而地瓜容易導致胃酸分泌增多，所以在吃地瓜粥的時候可以適量放點小米以抑制胃酸的分泌。

◇材料

地瓜　五〇克
小米　五〇克

◇作法

1. 地瓜洗淨、去皮、切成小塊。
2. 小米洗淨，泡水一小時。

3. 將泡好的小米連水放入鍋中和地瓜一起煮成粥。

◇功效

1. 改善因火氣大而造成的便祕。

2. 助消化，提高免疫力。

◇備註

1. 洗小米的時候不要太大力搓洗或是洗太多次，那樣容易洗去小米外層的營養素。

2. 小米不要與杏仁一起吃。

中醫師的小提醒

小米煮粥食用，能益丹田，補虛損，開腸胃，病人也可以食用。

地瓜豆腐泥

豆腐不僅是美味的食品，還具有養生保健的作用。中醫認為，豆腐味甘、性寒、無毒，入脾胃大腸經，能寬中益氣、生津解毒、調和脾胃、消除脹滿、通大腸濁氣、清熱散血。

豆腐的主要原料是黃豆，所以豆腐是一種豆製品食物。豆腐中含有多種營養物質，有蛋白質、鈣、鎂、鐵、鉀、銅、鋅、磷、維生素B_1、維生素B_6、蛋黃素、核黃素、尼克酸、維生素E、八種人體必需的胺基酸、不飽和脂肪酸、大豆異黃酮以及卵磷脂等，能降低體內膽固醇，幫助神經、血管、大腦的發育生長。

豆腐裡所含的脂肪，有百分之七十八是不飽和脂肪酸，而且這些脂肪酸不含膽固醇，所以素來有「植物肉」的稱號。

豆腐是補益清熱養生的食品，經常吃可以補中益氣、清熱潤燥、生津止渴、清潔腸胃。熱性體質或是有口臭口渴、腸胃不清的人都很適合食用。根據現代醫學證實，豆腐除了能幫助消化、增進食慾，也有助於牙齒、骨骼的生長發育，而且豆腐不含膽固醇，很適合有高血壓、高血脂、高膽固醇、動脈硬化或有冠心病的患者食用，也是兒童、病弱者以及老年人補充營養的食療佳品。加上豆腐可以改善消渴，所以也是糖尿病人的良好食品。

製作豆腐的原料是大豆，大豆中豐富的大豆異黃酮又被稱為植物雌激素，對防治骨質疏鬆症有很好的作用，也能調整乳腺對雌激素的反應，所以還有抑制乳腺癌、前列腺癌以及血癌的功能，其他像是甾固醇、豆甾醇也都是抑制癌症的有效成分；維生素E可以防衰老；大豆卵磷脂有益於神經、血管以及大腦的生長發育，還能預防老年痴呆；豆腐中的蛋白屬於完全蛋白，不僅含有人體所必須的八種氨基酸，比例上也較為接近人體需要，營養價值高，能顯著降低血漿膽固醇、甘油三酯和低密度脂蛋白，既能預防結腸癌也有助於預防心腦血管疾病。

◇**材料**

地瓜　五〇公克

豆腐　二十五克

鹽巴　少許

◇**作法**

1.地瓜洗淨、去皮、蒸熟。

2.將豆腐和地瓜一同搗成泥狀，加入適量的鹽巴調味。

3.用湯匙挖舀即可食用。

◇**功效**

促進腸胃蠕動，改善便祕

◇備註

1.豆腐一次不宜食用過多，否則會阻礙人體對鐵質的吸收，還可能會引起蛋白質消化不良而出現腹脹或腹瀉的情況。

2.豆腐主由黃豆所製成，含有高量的普林，有痛風以及尿酸過多的患者都不宜食用過多以免影響健康。

3.豆腐性偏寒，胃寒者或是易腹瀉、腹脹、脾虛的人都不宜多吃。

紅豆薏仁地瓜薑湯

薏仁既是一種普遍常吃的穀物，也是中藥裡頭常見的養生保健用藥。中醫說，薏仁性味甘淡微寒，有利水消腫、健脾去溼、舒筋除痺、清熱排膿等功效，是常用的利水滲溼藥，功效有健脾、止瀉、滲溼等，多用於脾虛腹瀉、水腫、腳氣、白帶等病症上。《本草綱目》中提到薏仁說它是「陽陰藥也，能健脾、益胃」；《本草新編》則說薏仁最善利水。

薏仁所含有的營養成分有蛋白質、維生素B_1、維生素B_2、維生素E、脂肪、多種氨基酸、鈣、鎂、鉀、磷、鐵、鋅、錳、硒、水溶性纖維等，有使皮膚光滑、減少皺紋、消除色素斑點、滋潤肌膚、美白的作用，而且薏仁還能促進體內血液和水分的新陳代謝，所以有利尿、消水腫的作用。

根據現代醫學的研究，薏仁中含有多種維生素和礦物質，有促進新陳代謝和減少腸胃負擔的作用，很適合作為病中或是病後身體虛弱的患者食用。薏仁對慢性腸炎、消化不良等症狀也有效果。

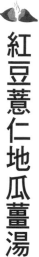

此外，薏仁中含有微量元素硒，而硒能有效抑制癌細胞的增值，可用來輔助治療胃癌以及子宮頸癌；維生素E的成分則能幫助保持肌膚光滑細膩、消除粉刺、改善膚色，對於由病毒感染所引起的贅疣也有一定的治療作用。

整體而言，食用薏仁的好處有：

一、美容。薏仁含有多種營養素，包括有蛋白質、油脂、維生素B_1、鈣、磷、鐵、水溶性纖維等，能夠提高肌膚新陳代謝、分解酵素，強化皮膚抗菌功能、防止老化。

二、減肥、消水腫。薏仁能促進體內血液和水分的新陳代謝，達到利尿、消水腫、排出體內多餘水分的功效。薏仁中豐富的水溶性纖維不僅能增加飽足感，減少進食量，也能幫助排便，所以有減肥的功效。

三、降三高。薏仁中的水溶性纖維可以吸附具消化脂肪功能的膽鹽，使腸道的脂肪吸收率變差，進而能降低血脂肪、血中膽固醇、三酸甘油脂，並達到預防心腦血管疾病的功效。

四、改善脾胃功能。中醫說，薏仁有健脾、補肺、清熱、利溼等功效，加上薏仁含多量的水溶性纖維，腸胃容易消化，可以減輕腸胃的負擔、增進食慾，很適合脾胃虛弱的人食用。而且薏仁也能促進腸胃蠕動，有改善便祕的功能。

◇材料

紅豆　五〇克
薏仁　三〇克
地瓜　一五〇克
黑糖　一五～二〇克
老薑　兩片

◇作法

1. 將紅豆、薏仁洗淨，泡水四～五小時。
2. 地瓜洗淨，削皮切成塊。
3. 將泡好的紅豆、薏仁及兩片老薑加水一〇〇〇毫升放入鍋中煮。
4. 等紅豆、薏仁都煮熟後再加入地瓜煮一〇分鐘，之後加入黑糖即可食用。

◇功效

1. 改善手腳冰冷、水腫等。
2. 美膚，改善生理期不順、經痛。
3. 改善風寒、感冒症狀。

◇備註

1.患有腺體腫瘤如乳癌、子宮癌、攝護腺癌等患者忌食。

2.孕婦、女性生理期以及有脾約型便祕（指腸子沒有水分，排便困難，大便乾硬）的人不適合吃薏仁。

中醫師的小提醒

薏仁可抑制癌細胞的生長，可供多種惡性腫瘤患者食用，但若有婦科腫瘤則要忌食，因根據食科所研究，薏仁有促進排卵荷爾蒙分泌的作用，故患有婦科腫瘤者應忌之。

地瓜牛奶

中醫認為，牛奶的味甘、性平、微寒，入心、肺、胃經，有補虛損，益肺胃，生津潤腸的功效，可以用來調養久病體虛、氣血不足、營養不良，且對於胃及十二指腸潰瘍、消渴、便祕也很有療效。而且牛奶能中和胃酸，可以防止胃酸對潰瘍面的刺激，所以服食牛奶對治療消化道潰瘍很有效用。

牛奶有很好的保健與醫療價值，為完全蛋白質食品，也是眾所皆知的營養食品，對腦髓以及神經的形成與發育有很重要的作用。

所謂的完全蛋白，指的是在進食的蛋白質中包含了所有的必需氨基酸，而所謂的必需氨基酸則是八種人體本身不能自行合成卻又是組成人體蛋白質所必需的氨基酸。牛奶中所含的蛋白質就是這種完全蛋白質，是賴氨酸、蛋氨酸含量較高的優質蛋白，可以補充各類蛋白質氨基酸組成的不足。

除了這些必需氨基酸，牛奶中還含有脂肪、磷脂、蛋白質、乳糖、多種礦物質如鈣、磷、鐵、鋅、銅、錳、鉬等，以及各種維生素。

牛奶中脂肪的膽固醇含量比肉、蛋類都低，其中所含的乳清酸則有降低體內血清膽固醇的功效。

牛奶中的鈣含量很高，而且其中的乳糖能促進人體腸壁對鈣質的吸收，吸收率約可達到百分之九十八，是補充兒童鈣質的最好來源，也能有效維持人體酸鹼平衡。鈣的吸收率良好進而就能調節體內鈣的代謝，增進骨骼鈣化，增強骨骼和牙齒，既是預防中老年人骨質疏鬆症的最佳食材，也有助於孕婦以及停經期前後的婦女減緩骨質的流失。

牛奶中的維生素A可以防止皮膚乾燥暗沉，讓皮膚白皙有光澤；維生素B_2可以促進皮膚新陳代謝；乳清能消除黑色素，可以防制許多因色素沉澱而引起的斑痕；鉀可以使動脈血管在高壓時保持穩定，以減少中風的風險；乳糖能調節胃酸，有促進胃腸蠕動和消化腺分泌的作用，同時可以促進乳酸桿菌繁殖，抑制致病菌以及腐敗菌的生長，有利於腸道內正常菌群的活動與繁殖。

◇材料

地瓜　一五〇克
牛奶　三〇〇毫升

◇作法

1. 地瓜洗淨去皮、切成薄片。
2. 將地瓜放入鍋中蒸熟。
3. 將放涼的地瓜和牛奶一起加入果汁機打。

◇功效

1. 降膽固醇，預防動脈硬化、骨質疏鬆。
2. 補虛養身，防癌抗癌。

3.抗氧化、延緩肌膚老化、保持肌膚彈性。

◇備註

容易腹瀉，或是患有脾虛症、濕症等患者不適宜飲用過量的牛奶。

薏仁綠豆地瓜湯

綠豆中含有類黃酮、單寧、皂素、生物鹼、植物甾醇、香豆素、強心苷等物質，有很好的食療效果。其中的植物甾醇可以替代膽固醇使其不會被人體所吸收，因此有降膽固醇的功效。

關於綠豆的效用，李時珍在《本草綱目》中有寫到：「綠豆消腫下氣，治寒熱，止泄痢，利小便，除脹滿，厚實腸胃，補益元氣，調和五臟，安精神，去浮風，潤皮膚，解金石、砒霜、草本等一切毒。」

就中醫觀點來看，綠豆味甘、性寒，無毒，入心、胃經，有清熱消暑、利尿消腫、潤喉止渴、補腸胃以及明目降壓的功效，對中暑以及咽喉炎等都有不錯的療效，是一般常用的消暑食品。

常吃綠豆可以補益元氣、調和五臟，而且綠豆有利於排尿祛溼，所以也能改善水腫。

綠豆能消暑，也能除溼，所以非常適合在夏天喝，但像是秋冬較為乾燥的時節，就不太適宜。

現代研究證實，綠豆的營養價值很高，含有豐富的植物性蛋白質、碳水化合物、鈣、磷、鐵、胡蘿蔔素、維生素A、維生素B_1、維生素B_2、維生素E、菸酸、膳食纖維等營養素，對腎炎、糖尿病、高血壓、動脈硬化、腸胃炎、咽喉炎等都有一定的幫助。

其中的膳食纖維能降低膽固醇以及血脂肪，有助於腸胃蠕動、促進排便排毒，改善便祕；豐富的維生素A、B群、E，能有效對抗老化以及養顏美容；植物性蛋白質可以補充給人體優質的蛋白，提高身體免疫力，增強抵抗力，減輕疲勞感；磷能促進神經興奮，補充精力、維持活力、增進食慾、改善胃口不佳；鉀能明目，還能維持身體的基礎代謝；鈣質能保護骨骼、牙齒的健康。

◇材料

綠豆　四〇克

薏仁　一二〇克
地瓜　一〇〇克

◇作法

1. 將綠豆、薏仁洗淨，泡在水中三～四小時。
2. 地瓜洗淨、去皮、切丁。
3. 將泡好的綠豆、薏仁加水放入鍋中煮至熟爛。
4. 加入切好的地瓜丁，將地瓜煮熟即可。

◇功效

1. 美膚、抗癌。
2. 消炎、利尿排毒。
3. 改善便祕、靜脈曲張。

◇備註

1. 綠豆性寒利尿，體質寒涼、四肢容易冰冷無力、腰腿冷痛、腹瀉便稀以及體質虛弱的人不宜吃太多。

2. 綠豆有解毒的功效，正在服用各類藥物的人，應避免食用綠豆。

地瓜黑豆漿

黑豆又稱黑大豆或烏豆，其外皮為黑色的，種子內的顏色則有青色與黃色兩種，並依此而分為青仁黑豆與黃仁黑豆兩種。一般以青仁黑豆的價值較高，因其富含蛋白質、維生素、鐵質等營養素，藥用價值很高，在中藥裡頭屬於滋補用的佳品。

據中醫記載，青仁黑豆有養陰補氣、滋補明目、祛風防熱、活血解毒等作用，在《本草綱目》中就記載了五十九條用黑豆來治病的處方，範圍包含了內科、婦科、外科、藥物中毒等等，但通常還是作為清涼性的滋補強壯藥來使用。至於黃仁黑豆則是從日本所引進的一個品種，多用來製作蜜餞。

黑豆的特性為高蛋白、低熱量，而且還含有蛋白質、維生素、脂肪、微量元素、黑豆色素、黑豆多糖和異黃酮等營養成分。

黑豆的優質蛋白居各種豆類之首，有「豆中之王」的美譽，而且含量也比肉類、雞蛋、牛奶多，所以又有「植物蛋白肉」之稱。

黑豆中含有至少十九種脂肪酸，其中亞油酸就占了一半之多。亞油酸是人體中十分重要的必需氨基酸，能調節膽固醇的代謝，人體內的膽固醇必需與亞油酸結合後才能在人體內運轉並進行代謝，若缺乏亞油酸，膽固醇就會和飽和脂肪酸結合並沉積在人體內，導致產生動脈硬化，因此亞油酸也有「血管清道夫」的稱號。

灰分是食品的六大營養素之一，人體需要的各種礦物質都是來自於食物的灰分，而黑豆中的灰分含量不僅明顯高於其他豆類，其中所含之礦物質及微量元素如鋅、銅、鎂、鉬、硒、磷等的含量也都比較高。

黑豆中富含多種維生素，尤其是脂溶性的維生素E。維生素E是最主要的抗氧化劑之一，有著抗氧化、保護人體細胞免受自由基毒害的作用。

黑豆皂苷可以保護遺傳物質DNA免受損傷，而且也能有效清除活性氧。

黑豆多糖在清除人體自由基上的作用非常顯著，也可以促進骨髓組織的生長，能刺激造血功能再生。

黑豆擁有上述這麼多的營養成分，因此常吃黑豆就能得到以下的效用；

一、降低膽固醇、預防動脈血管硬化。黑豆中豐富的異黃酮與卵磷脂都有抗動脈硬化、降低膽固醇的效用。黑豆中的油脂占了百分之十五，其中主要是不飽和脂肪酸（油酸、亞麻油酸），可以促進血液中膽固醇的代謝。此外，黑豆裡頭所含的植物性固醇不易為腸道吸收，容易由膽汁排出，不太會蓄積體內，而且還會干擾腸道吸收膽固醇，可以減少人體吸收膽固醇，達到保護心臟血管的目的。

二、補腎。中醫認為，黑豆補腎。因為腎屬水，本色為黑色，而黑豆即為黑色，形狀也很像腎。《本草綱目》中說：「豆有五色，各治五臟，為黑豆屬水性寒，可以入腎。」此外中醫也認為，腎好肌膚就好，常吃黑豆可以補充腎氣、腎陰，有助延緩皮膚老化，減少皺紋出現的機會，同時也能降低由色素沉澱所引起的黃褐斑和老年斑。因此黑豆可以說是很好的美容食品。

三、健脾。黑豆味甘，除了歸腎經，也入脾經，所以兼具有補腎益脾的作用。而且常吃黑豆能除溼祛水，若有水腫困擾的人，常吃黑豆能獲得利水的效用。《本草綱目》中就說，黑豆可以「治水、消脹、下氣、治風熱而活血解毒，常食用黑豆，可百病不生。」

四、養顏美容、抗衰老。黑豆中含有豐富的維生素E、花青素以及異黃酮，這些成分都具有抗氧化力。維生素E能捕捉自由基，成為人體中最外層防止氧化的保護層；黑豆種皮中的紅色花青素能清除體內自由基、檢少皮膚皺紋，有保持青春的功效；異黃酮能預防骨質疏鬆、防癌與抗氧化。黑豆和地黃一起煮，有補血的效用，血氣一足，臉色自然好看。此外，黑豆中也有高含量的纖維質，能促進排便、排毒，對消除青春痘也有幫助。多量的泛酸則對烏髮很有幫助。

五、改善貧血。根據實驗研究，黑豆皮的提取物能夠提高人體對鐵質的吸收。人體的肝臟會產生一種叫「鐵調素」的肽類激素，能調節鐵離子的代謝。若是鐵調素過於活躍，會使得血液中的含鐵量過度下降，進而影響紅血球的合成，造成貧血。黑豆皮的提取物能有效抑制鐵調素的活躍度，改善造血功能，提升血紅蛋白量以及紅血球的數量，所以能改善貧血。

六、防止大腦老化。黑豆中含有不飽和脂肪酸，這類脂肪酸可以在人體內轉換成卵磷脂，而卵磷脂就是形成腦神經的主要成分。此外，黑豆還含有豐富的微量元素，例如鈣、磷、鐵、鋅、銅、鎂、鉬、硒、氟等以及百分之二的蛋黃素，這些物質都能防止大腦老化遲鈍、降低血液黏稠度，也有起到健腦益智的效用。

黑豆中營養成分很高，既能促進膽固醇代謝、降低血脂、預防心血管疾病，還能促進腸胃蠕動、預防便祕，可說是不錯的減肥佳品。

黑豆不適宜生吃，特別是腸胃不好的人，若是生吃，容易引起漲氣，但是黑豆經過加熱，部分營養成分又會被高溫分解掉，所以若將黑豆做成黑豆漿來喝，可說是最適宜的了。不但能補充人體內所需的微量元素、治療風濕、抗衰老，而且黑豆也不如黃豆性冷，就算喝多了，也不用擔心會拉肚子。

◇材料

黑豆　二五〇克

地瓜　一〇〇克

◇作法

1.將黑豆洗淨並用水浸泡四小時後拿去煮。

2.將地瓜洗淨，不用去皮直接切丁。

3.將煮好的黑豆和切丁的地瓜加水放入果汁機中打。
4.將打好的豆漿過濾掉豆渣，拿去煮熟即可。

◇功效

美容養生，去除痘痘，清宿便。

◇備註

黑豆入腎陰，冬天怕冷或是腎陽虛的人最好不要吃太多。

白木耳地瓜湯

白木耳又稱做銀耳或是雪耳。它味甘、淡、性平，有滋陰潤肺、益氣和血、養胃生津的功效，不僅能改善虛弱體質、補心血，也能止咳潤肺、防止便祕、養顏美容。

白木耳的主要成分中，百分之十為植物性膠質蛋白質、百分之七十為礦物質，其中以鈣的含量為最高，同時白木耳也含有豐富的膠質。

白木耳中大量的植物膠質構成成分與皮膚的膠原蛋白類似，有保溼、滋潤的效果，長期食用可以使皮膚更加水潤光滑。而且白木耳含有一定的色素淡化成分，食用後，這些成分會直接作用於人體皮膚，使肌膚變得更加白皙，不僅能潤膚，也有助於消除臉部的黃褐斑、雀斑。至於就中醫的觀點來看，白木耳入肺，肺主皮毛，主管人的皮膚，白木耳既然有極佳的滋潤肺陰功效，對肌膚保養當然也有好處。

此外，經現代研究發現，白木耳中所含有的豐富膠質是一種多醣體，這些酸性多醣類物質有助於預防衰老。根據近年來的醫學研究證明，白木耳中所含有的這類多醣物質能增強人體免疫力，調動淋巴細胞，加強巨噬細胞的吞噬能力，促進抗體形成，有益骨髓造血功能，有明顯抑制惡性腫瘤的效用。

白木耳因含有多種礦物質和生物鹼，營養價值很高，加上效果溫和，多吃白木耳可以溫補我們的身體。白木耳作為滋養補品，非常適合身體較虛弱如老弱婦孺或病後體虛者食用，同時白木耳也有治療老年慢性氣管炎、降低血壓、防止動脈硬化的效果。

白木耳不僅營養成分高，也有一定的藥用價值，例如它能提高肝臟的解毒能力，起到保肝的作用，對老年慢性支氣管炎、肺原性心臟病（肺心病）有一定的療效；豐富的維生素D能防止鈣質流失，有益於生長發育；硒等微量元素則能增強人體抵抗腫瘤的免疫力；膳食纖維可以幫助腸胃蠕動，促使排便更加順暢，減少脂肪、膽固醇、糖分的吸收，有治療便祕、消化不良、有助減肥、降低血液中膽固醇、穩定血糖等效果。而且這類膳食纖維還能保健腸道，讓腸道好菌生長良好並抑制壞菌生長，不僅能通便，也能改善腹瀉。

◇材料

地瓜　一條
白木耳　三朵
蜂蜜　適量

◇作法

1. 地瓜洗淨、去皮、切塊。
2. 在水中加入少許鹽來泡軟白木耳，接著去蒂、洗淨、切碎。
3. 將地瓜、白木耳一起放入鍋中加水煮到熟爛。
4. 加入適量蜂蜜調味即可。

◇功效

幫助代謝、促進排便、有助減肥。

◇備註

1. 白木耳性質偏涼，脾胃虛寒（容易胃痛、腹脹、腹瀉者）、陽虛體質（怕冷、手腳冰冷、容易腹瀉、腰酸、耳鳴者）、感冒、寒性咳嗽（痰多，遇冷時咳嗽更嚴重）、女性經期期間不適合食用。
2. 有外感風寒、出血症或是糖尿病患者要謹慎使用。
3. 變質的白木耳不可食用，以免中毒。

山藥地瓜蘋果汁

山藥是薯蕷塊根，可入藥，也可入菜，屬於高蛋白、高醣類、低脂肪的健康食品，而且因為山藥富含多種維生素與礦物質，有抗氧化、降血糖、降血壓、改善血脂、調節女性荷爾蒙等功效，所以又有「小人參」之稱。

山藥味甘、性平、無毒，入脾、肺、腎三經，不燥也不膩。在李時珍的《本草綱目》一書中便提到，山藥有「益腎氣、健脾胃、止泄瀉、化痰涎、潤皮毛」的功效。一般中醫亦咸認，山藥有補腎、益脾、益精、養肺、止洩、斂汗、補血、益氣、止瀉、治消渴、滋養強壯等效用。主治脾胃虛弱、倦怠無力、食慾不振、消渴頻尿、肥胖、腰膝酸軟、久泄久痢等病症。

山藥中含有醣類、蛋白質、維生素B群、維生素C、維生素K以及鉀等營養素。所含黏液蛋白可以維持血管彈性，減少皮下脂肪堆積；多巴胺有助擴張血管，促進血液循環；黏液質與皂苷則有滋潤的效果，可以改善久咳、肺虛等症狀。

山藥最大的特點就是含有多量的黏蛋白，依據現代科學的分析，黏蛋白是一種多糖蛋白質的混合物，對人體能起到一定的保健作用，例如防止脂肪沉積在心血管上、保持血管彈性、防止動脈粥狀硬化過早發生、減少皮下脂肪堆積、預防類風溼性關節炎等。

山藥除了一般的營養成分，具體的保健功效如下：

一、抗氧化、抗發炎。山藥既可生食，也可熟食。生吃時，山藥黏液所富含的黏質多糖體、薯蕷皂苷都是抗氧化的營養素，對於胃腸道潰瘍等有很好的改善效果。

二、降血糖。根據研究發現，山藥中所含有的維生素B_1、B_2能有助於促進血液中葡萄糖的代謝。而形成山藥黏滑成分的黏蛋白則會包覆腸道內的食物，減緩糖分的吸收，抑制飯後血糖的急遽上升，並避免胰島素分泌過剩，讓血糖獲得控制。此外，山藥中也含有可溶性纖維，能推遲胃內排空食物的時間，控制飯後血糖升高，有助消化、降血糖的功效。因此，山藥可用來治療糖尿病，可說是糖尿病人的食療佳品。

三、降血壓。山藥含有高鉀，能有助控制血壓。

四、降低血脂、預防心血管疾病。經研究指出，山藥中所含之薯蕷皂苷能有效改善血脂和調節氧化壓力以控制高膽固醇血症。大量的黏液蛋白、維生素以及微量元素則能防止血脂沉澱在血管壁，所以能預防心血管疾病。

五、調節女性荷爾蒙。山藥中的薯蕷皂苷類似於類固醇皂苷的結構，可以刺激細胞製造人體脂質，促進合成內分泌荷爾蒙，進而加速細胞的新陳代謝。因山藥能調節女性荷爾蒙，對婦女更年期時會出現的不適如潮紅、心悸、失眠、情緒不佳等情況都能有改善的效用。

六、健脾胃、助消化。山藥中含有澱粉酶、多酚氧化酶等物質，有促進脾胃消化吸收的功能。臨床上多用來治療脾胃虛弱、泄瀉、食少體倦等病症。

七、益肺止咳。山藥中所含有的皂苷、黏液質有潤滑、滋潤的作用，可以養肺陰、益肺氣，所以也有治療肺虛、痰嗽久咳的效用。

蘋果味甘、酸，性涼，無毒，可入藥，這一點早在唐代就有記載。蘋果有健脾開胃、潤肺止咳、生津止渴、收斂止瀉、除煩解暑、補血安神、醒酒等功效，有助改善津少口渴、脾虛洩瀉、食後腹脹、飲酒過度。

蘋果是人們最常食用的水果之一，含有豐富的礦物質、維生素以及大量的膳食纖維。有句英文俗語是：「一天一蘋果，醫生遠離我。」（An apple a day keeps the doctor away）這就說明了常吃蘋果對人身體健康甚有幫助。從營養學的觀點來看，蘋果因具有多重功效，所以也有「水果中王」「記憶之果」的稱號。

根據初步的研究結果顯示，蘋果可以降低罹患結腸癌、攝護腺癌和肺癌的風險。蘋果的營養價值和醫療價值都很高，所含營養成分有醣類、酸類、芳香醇類、果膠物質、維生素B、維生素C、鈣、磷、鉀、鐵，其中，維生素C能有效抑制皮膚黑色素的形成，幫助消除皮膚色斑，增加血紅素，延緩皮膚的衰老，有助養顏美容。

蘋果酚能抗氧化、消除口臭、預防蛀牙、抑制黑色素的產生、抑制血壓上升、抑制過敏反應、預防早老性痴呆等。而且這類酚類物質因為有抗氧化的作用，也能夠保護神經細胞免受有害物質和毒素的傷害。

蘋果酸中有十七種氨基酸，其中有七種是人體必需卻無法自行合成。蘋果酸可以穩定血糖，預防老年糖尿病，也能有效分散囤積在人體內的脂肪，防止過胖。

鞣質和多種果酸可以幫助食物消化，加速吸收，促進胃收斂。

維生素H又稱生物素、輔酶R，無法經人工合成，但卻是脂肪和蛋白質正常代謝時不可或缺的物質，也是一種維持人體自然生長和機能所必需的水溶性維生素，更是維持人體正常成長、發育以及健康的必要營養素，有防止白髮和脫髮的功效。

蘋果中的果膠多於其他水果，果膠是水溶性食物纖維，能減少腸內壞菌的數量，有助益菌繁殖，平衡腸道菌群，既能防治腹瀉，也能促進排出腸胃道中的鉛、汞、及有害物質，並清除體內的代謝垃圾、有害物質、體內毒素以擊退致癌物質，可預防大腸癌的形成。蘋果同時還能調節人體血糖，預防血糖急速上升、下降。而且蘋果的食物纖維能增加飽足感、吸收多餘脂肪一起排出、加快新陳代謝、消耗體內脂肪，起到預防和減少體內脂肪堆積的效用。果膠能吸收大量水分，可以軟化消化後的殘渣，防止便祕。將蘋果煮熟食用，則能軟化纖維素，緩解腸道的蠕動。

蘋果中含有豐富的鉀，能與人體內過多的鈉結合並排出體外，進而降低血壓，而且鉀離子也能有效保護血管，有降低發生高血壓、中風的效用。

蘋果中的黃酮類化合物可降低癌症發病機率。在抗癌這方面，蘋果在美國癌症學會推廣的三十種抗癌蔬果中是排名第一的。此外，蘋果豐富的植物性凝血素，在抗癌防癌上也有重大的影響。植物性凝血素可以刺激淋巴細胞分裂，也能誘發產生干擾素，增強免疫力，加上維生素C、β胡蘿蔔素、胡蘿蔔素、茄紅素、維生素E等，都能使細胞不易癌化，免於受到活性氧化的傷害，除了可以預防發生癌症，也能修復受傷、變異的細胞，抑制癌細胞的形成。不僅如此，枸櫞酸、蘋果酸、丹寧酸、山茶酚及槲皮素等也都有抗氧化以及防癌的功用。

至於蘋果皮中所含有的熊果酸能有助降低肥胖症、葡萄糖耐受不良以及脂肪肝疾病的風險；植物化學成分則有抗氧化的作用。

蘋果含有多量的鋅，鋅是構成核酸和蛋白質必不可少的物質，是人體內許多重要酶的組成部分，可以通過酶廣泛參與體內蛋白質、脂肪和糖的代謝，也是促進生長發育的關鍵元素，能幫助增強兒童記憶力、學習能力，也能協同幫助治療前列腺炎。慢性前列腺炎患者若是每天吃二～三個蘋果，能達到治療並防止復發的效用。同時，鋅也與產生抗體、提高人體免疫力等息息相關。

蘋果中含有番茄紅素和花青素，能預防心臟病、泌尿系統疾病和前列腺癌等。

葉酸是維生素B的主要成分，能有助防止罹患心臟病。

硼、錳以及植物激素能增強骨質，大幅增加血液中其他化合物的濃度，而這些化合物有利於鈣質的吸收與利用，所以能有效防止鈣質流失，降低罹患骨質疏鬆症的風險。而且蘋果中才有的複合物根皮甙也同時能減少和炎症相關的骨質流失。

蘋果中的植物雌激素能幫助平衡雌激素，防止因雌激素紊亂而導致經血過多或經痛。

◇材料

山藥　五～六公分長

地瓜　二分之一條

蘋果　二分之一顆
溫水　一二〇毫升

◇**作法**

1.山藥去皮切丁。
2.洗淨地瓜，蒸熟切丁。
3.洗淨蘋果，切細丁（不用去皮）。
4.將所有材料加適量水放入果汁機中，用慢速打成汁即可。

◇**功效**

強健身體，舒緩壓力。

◇**備註**

1.有些人接觸到山藥皮或黏液時會引起過敏、發癢，所以處理山藥時應避免直接接觸。

2.體質燥熱、容易脹氣的人建議少吃山藥；若是身體虛弱、患有急性炎症、便祕者，建議不要食用山藥。

3.山藥中含有雌性激素，更年期前的女性不宜食用過量，以免刺激荷爾蒙，造成子宮內膜增生，導致經痛、經血不止等情形。

4.山藥中含有高鉀，腎臟病患者不宜食用。

5.胡蘿蔔、鹼性藥物、蝦、鯉魚、豬肝、鯽魚、黃瓜、南瓜、筍瓜、甘遂這十種食物不宜與山藥同食。

6.山藥切片後若不馬上處理，可浸泡在鹽水中，防止其氧化發黑。

中醫師的小提醒

山藥含消化酶，能促進蛋白質和澱粉分解，使食物易於消化吸收。

地瓜飲食Q&A

Q：聽說地瓜的升糖指數不高，所以吃了不會胖？

A：雖然與其他澱粉類食物相比，地瓜的升糖指數不是特別高，但其實肥胖與升糖指數沒有絕對的關係，而是跟熱量有關。所謂的升糖指數就是用來檢測食物吃進體內後對血糖升降值的影響。升糖指數高的食物在吃下去後會讓血糖急速上升，身體為了將多餘的糖分帶去細胞儲存，就會分泌較多的胰島素，所以才會出現一種說法是，升糖指數愈高的食物愈容易刺激胰島素分泌，使熱量轉變為脂肪，而升糖指數低的不會有這樣的情況所以就不容易變胖。地瓜屬於澱粉類食物，若是吃得太多還是會發胖。

Q：可不可以靠吃地瓜來減肥？

A：地瓜富含高纖維，升糖指數約五五～七〇，並不像其他澱粉類動輒八〇、九〇，加上又是營養價值豐富的澱粉類食物，因此適合拿來做輔助的減肥飲食，取代營養價值較低的白米飯、白麵包等食物，但並不適合餐餐都以地瓜為主食。以超商地瓜為例，熱量只要吃兩條就過高了，可是吃一條又不見得吃得飽，若三餐都以地瓜為主食，很有可能會因為食用過量而發胖。

Q：若要靠吃地瓜來減肥，什麼時候吃會比較好？

A：若想吃地瓜減肥，有中醫師建議最好是在早上七點～九點間吃，而且最好能搭配五穀雜糧，像是地瓜稀飯一類的，最是健康。

但也有營養師建議，其實只要將早餐或午餐的主食替換成地瓜，避免晚上吃，配菜方面不變即可。之所以要避免晚上吃，是因為晚上消耗的熱量普遍較少，地瓜又含有糖分，若攝取了過多糖分，反而容易導致肥胖。

此外，地瓜皮中含有豐富的維生素和礦物質，所以要連皮一起吃，此時可以選擇用蒸或煮的方式來料理，這樣會比較好入口。吃地瓜時要充分咀嚼過後再吞下去，吃一口地瓜盡量要咬三十次再吞下去，因為透過充分的咀嚼可以刺激腦部的中樞神經，讓我們獲得飽足感，避免吃得過多，而且還能促進消化，達到整腸通便的功效。

Q：如果想吃地瓜減肥，是否只能吃烤地瓜？

A：其實吃烤地瓜比較容易吃進較高的熱量，而且難以將有高營養價值的皮一起吃進去。若想連皮一起吃，建議可改用蒸煮的，若還是喜歡吃烤地瓜，則建議可以將烤好的地瓜放進冰箱的冷凍庫中，變成冰地瓜之後再食用，因為這樣可以減少地瓜的熱量。而且冰地瓜的升糖指數也比熱的烤地瓜低，比較不會引起血糖和胰島素升降，不論是對控制糖尿病或減少飢餓感都很有幫助。歐洲的實驗甚至發現，冰過的地瓜中，澱粉會形成結晶變成「抗性澱粉」，抗性澱粉的吸收率與消化率都比一般澱粉差，甚至可以降低消化率到百分之四十二，連帶地在熱量的吸收上也會減少約百分之五十。所以吃冰地瓜後吸收的熱量，就會比吃熱的烤地瓜減少約一半。而且人體在吃進冰地瓜後，因人體的恆溫反應，會慢慢消耗掉熱量以提升地瓜的溫度，加上冰地瓜的冰冷刺激會促使甲狀腺素增加而提升新陳代謝，這麼一來也能有助減肥。

不過，如果有鼻子過敏、氣喘或是吃到生冷食物胃部就會產生痙攣的人，並不適合吃冰地瓜，此時則可改變一下，將烤好的地瓜改放置冷藏室，也會有不錯的減肥效果。

Q：若是想以吃烤地瓜來減肥，是否有限定要某種地瓜比較好？

A：基本上每種地瓜都可以烤來吃，只有口感上的不同而已。但若從營養層面來說，紅心地瓜所含的胡蘿蔔素最高，亦即所含維生素較多，比較有利於強化皮膚黏膜，提高皮膚的潤澤度。而白色地瓜則含有較多的鉀、鈣、鎂、鋅、磷，是人體細胞新陳代謝、活化臟器時不可或缺的營養素。此外，維生素B_{12}有造血的功用；維生素E能使細胞延緩老化，並促進血管保持彈性；維生素K能提高肝臟功能等。

Q：紫心地瓜是否也適合用來減肥？

A：紫心地瓜不僅適合減肥，而且對健康很有助益。紫心地瓜中含有多量的多酚，多酚為一種抗氧化物質，可以消除自由基，避免身體因自由基而產生老化並預防心血管疾病的發生。此外，多酚中還含有一種「花色玳」的紫紅色素。經研究證實，花色玳有助於增進視力而且很容易被人體吸收。如果既想減肥，又想維持健康、增進視力與免疫力，紫心地瓜會是不錯的選擇。

Q：地瓜發芽後還可以吃嗎？

A：地瓜和馬鈴薯不同，即便發芽了，依舊可以吃。馬鈴薯發芽後之所以不能吃，是因為它會產生「龍葵鹼」，龍葵鹼吃下去後容易腹瀉，可是地瓜沒有這樣的問題，發芽後頂多只是養分會全部供應到芽根，使地瓜吃起來沒那麼甜，口感也比較鬆。

Q：地瓜上若長出了黑斑，還能吃嗎？

A：之前在網路上盛傳，地瓜上若出現了黑斑，可能是遭受了黑斑菌的感染，會排出番薯酮毒素，就算煮熟也無法消去這毒素。若是吃了帶有黑斑的地瓜，會導致腹瀉，嚴重時甚至會致命。但是這樣的說法其實並不正確。依據嘉義農業試驗所研究員兼系主任賴永昌博士的說法，一般地瓜常見的病害有黑斑病以及軟腐病兩者，但目前台灣並沒有黑斑病，而是以軟腐病為多。有軟腐病的地瓜在二～五天內就會出現黑斑、變軟、發臭甚至腐爛到無法食用，加上染病的地瓜會傳染給健康地瓜，所以農民一般並不會採收、販賣。

除了疾病會讓地瓜出現黑斑，碰撞也會使地瓜的表面出現黑色斑點。地瓜碰撞後會出現傷口，所含的乳汁便容易流出。含有大量多酚類抗氧化物質的乳汁與空氣中的氧結合後，就會形成黑色的斑點，但這類黑色斑點並不會對人體產生不好的影響。

而且地瓜在採收後，業者會將地瓜的塊根放在一定溫度、溼度的環境中四～十天，讓地瓜塊根表皮的傷口形成黑色的木栓層，就像人體傷口結痂那樣。「結痂」後的地瓜可以防止病原菌入侵而且也會在地瓜表面形成黑斑，這樣的黑斑也同樣不會對人體造成任何不良影響。

Q：地瓜一定要連皮吃嗎？

A：地瓜皮中含有多量的纖維質、蛋白多醣體等營養物質，可以降低血中膽固醇，保持血管彈性，降低血壓，所以最好是連皮一起吃。若要連皮吃，建議可用烹煮的料理方式，這樣皮會比較軟，吃起來比較好入口。

第四章
地瓜養生實例

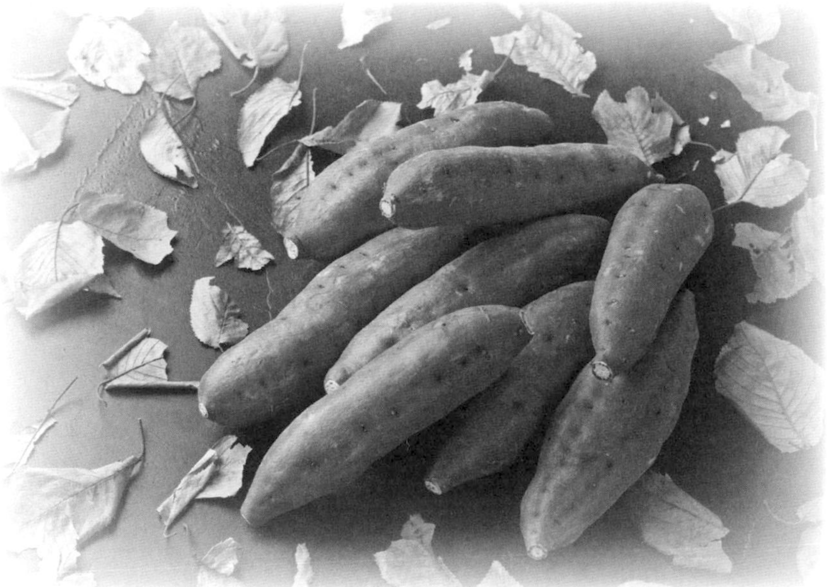

案例一　改善夜盲，保健視力

我的視力可說是不好也不壞，近視大約是在二〇〇度左右，就這種度數來說，其實在日常生活中並不會有多大的困擾，頂多就是看看電影、看看電視或是要看公車、捷運站牌等較遠的東西時會需要戴上眼鏡。

雖然近視對我來說並沒有造成太大的困擾，但是我卻有另一項關於視力的煩惱，那就是我一到晚間，視力就會變得很差。只要身處稍微暗一點、光源不是那麼充足的地方，別說遠處了，我連自己近身周遭甚至是腳下都看不清楚。結果我常因此而不慎跌倒受傷，所以我非常害怕走到黑暗的樓梯間等處。

我去看了醫生、做了檢查，醫生說我這是罹患了「夜盲症」，一到夜晚就看不見東西。太太說我有可能是維生素A不足，便買了高單位的魚肝油給我吃。此外，我平時雖然最討厭吃胡蘿蔔，但為了改善夜盲症，也只好勉強自己多吃些。可是，即便我這麼做了，情況似乎依舊沒什麼改善，我為此而感到十分沮喪，想著自己大概這輩子都要飽受夜盲之苦了。

直到有一天，我無意間在圖書館看到一本健康雜誌上說，紫地瓜中含有豐富的花色玳，那是一種紫紅色素，能夠消除血液中的自由基，使血液流通順暢，讓眼睛周圍的微血管變得強健，也有助增進、保健視力。除了紫地瓜，藍梅中也有這種花色玳，但是紫地瓜中的花色玳比藍梅中所含的更容易被人體所吸收，而且價錢也比藍梅更親切些。

紫地瓜又稱紫心番薯，正如它的名字，紫地瓜裡頭的肉是如假包換的紫色。我從市場買回一大袋紫地瓜後，便思索著該怎麼來料理它們。畢竟說實話，紫地瓜的纖維比較多，口感不如一般地瓜綿密，甜味也沒那麼高，而且紫地瓜終究屬澱粉類，吃多了容易撐。幾經思考後我想著，若是利用果汁機把紫地瓜打成汁，早晚各喝一杯，應該就能充分吸收到紫地瓜所含有的花色玳了。我通常是把紫地瓜洗淨之後削掉皮，再切成小塊，放入果汁機中，加一杯冷開水打成汁，要喝的時候再加些蜂蜜調味。

雖然早晚一杯紫地瓜汁不算什麼負擔，但喝久了也會感到膩，所以有的時候我會把紫地瓜烤來吃。我就這樣又喝紫地瓜汁又吃紫地瓜的過了兩個月，漸漸地，我發現在晚上摸黑進廚房時，眼前不再是完全黑暗的一片，即便沒有開燈，我也依稀能看見放在餐桌上的瓶瓶罐罐，並拿到自己想要的東西。這在以前根本是天方夜譚。又過了一段時間，我的眼睛也漸漸能適應黑暗了，我不用再擔心走在黑漆漆的樓梯間會跌倒摔落，而能行走自如了。不知道這樣能不能說是我的夜盲症因紫地瓜而改善了呢？

案例二 改善便祕，讓皮膚變好

我向來不喜歡吃甜食，也很少吃糖果、餅乾、糕餅一類的，可是我並不排斥吃甜甜的地瓜，甚至還非常喜歡。

我本身稍微有點便祕，一般都是三、四天才上一次大號，可是開始吃地瓜後，排便情形就出現好轉，肚子也覺得舒服許多。而且我發現我的皮膚也變好了。

我的皮膚偏乾性，上班時都是坐在辦公室裡吹冷氣，加上我很懶，總是疏於保養，所以皮膚一直都很粗糙，特別是這一、兩年更是嚴重，既粗糙又沒光澤。但我以為是因為年紀大了，自然會這樣，也就沒特別去管它。一直到開始吃地瓜一段時間後，我的皮膚似乎看起來比以前好許多，不僅漸漸有了光澤、增加了彈性，連眼睛周圍的小縐紋也消失了。

不過，這些都不是我開始固定吃地瓜的主因。我之所以會開始固定吃地瓜，主要還是為了減肥。

我從去年初過完農曆年後就逐漸發福，可能是因為過年吃太好，過完年後又經常在下班日或休假日和幾個談得來的好同事一起吃吃喝喝的緣故。當時我以此為樂，三不五時就會出去和人喝酒、吃美食。過了四、五過月，約是在年中時，我發現自己的衣物穿起來似乎有點緊繃，踏上體重機一量，居然胖了七、八公斤有，這數字真是嚇了我一大跳，我心想，這樣下去可不妙，於是便決心減肥。

我看健康雜誌上說，吃地瓜能幫助減肥。一開始我有些半信半疑，畢竟地瓜很甜，我從來沒聽說過吃甜的東西能幫助減肥的。但我生性懶散，吃烤地瓜就能減肥的方法看起來似乎很簡單輕鬆，於是我就去買回地瓜烤來吃。我的吃法是把地瓜烤到熟軟後剝掉外皮，加上一匙黑醋和兩大匙牛奶一起放入果汁機裡打成糊狀，早晚各吃一次。早晚兩餐，我除了吃地瓜糊不吃其他東西，中餐則吃得和往常一樣，沒有什麼忌口或限制。

這樣吃烤地瓜糊一個月後，我的體重順利減下了三公斤，才不過三個多月左右，我的體重就又回到了之前的標準，不僅身材回復苗條，能夠穿回以前的漂亮衣服，連肩膀酸痛什麼的也消失不見了。

案例三　減輕化療帶來的不適

大約在三年前，我經常會覺得胃痛，不論是吃飽了，還是空腹時，都隱約覺得有些疼痛不適。我本來一直以為是胃炎，可是過了一段時間後情況一直都沒改善，於是我從小診所轉去大醫院接受檢查，想不到檢查的結果竟是罹患了胃癌。醫生說，我如果不動手術，就只剩下半年不到的性命。於是我立刻同意動手術，割掉部分的胃與十二指腸。

醫生說我的情況不是把病灶割掉就好，等體力恢復後還得要進行化療。可是一說到化療我就怕，因為我以前曾聽人說過，化療會帶來掉髮、嘔吐的副作用，還有高燒的折磨。妻子見我這樣，也很為我擔心，於是她便四處向人打聽、蒐集資料，看看有沒有什麼方法能幫我減輕因化療所帶來的不適。

後來妻子聽朋友說起白地瓜的效用，據說白地瓜因為能治療許多疾病，自古就被當成藥物使用。她建議我或許可以試著吃些白地瓜。我心想，反正自己也沒其他辦法了，不如死馬當活馬醫，就試試白地瓜吧。於是，我開始每天早上都吃起了白地瓜。

當時我開刀的過程十分順利，也恢復得很好。在開完刀回復體力等待化療的這段日子，我每天都懷著對化療的不安並吃著白地瓜。等要進行化療時，我已經吃了快一個月的白地瓜了。

正式接受化療後，我依然天天吃白地瓜，不知道是不是真起了效用，總之，我身上並沒有出現嚴重或讓我特別難受的副作用，掉髮、嘔吐等情況雖偶會出現，但聽醫生說，我的情況算是非常好的了。同時也因為我的身體狀況良好，化療進行得很是順利。

至今，我的病雖仍須追蹤治療，但我相信，只要我好好遵循醫囑，並持續不間斷地吃白地瓜，總有一天我一定能回復健康的。

案例四　肝功能變好，喝酒後也不再頭痛難忍

我非常喜歡喝酒，雖然在吃的方面我可以節制，但只有酒，我是怎麼都誡不掉。而且我只要一出去喝酒，就一定是不醉不歸，對我來說，沒有酒的日子根本不是人過的，太痛苦了！

我可以不吃飯，但不能不喝酒。每天晚上，我都要配著酒吃晚餐，可以說，一年三百六十五天中，我沒有一天是不喝酒的，而且我還偏愛酒精濃度高的酒。說實話，喝酒是對身體不好，這我也知道，而且也很花錢，但視酒如命的我實在戒不了酒，因為這樣，我太太好幾次都氣到說要跟我離婚。

我年輕時身體好還可以可這樣喝，可是年過四十之後，就算是喝同樣的酒量，我也經常會覺得頭昏腦脹，走起路來有種輕飄飄、兩腳不著地的感覺。尤其到了第二天早上，甚至還會覺得頭痛欲裂，全身無力，痛苦得幾乎無法上班。但我以前幾乎不會這樣的，這讓我非常震驚，我心想，自

己該不會生了什麼病吧？

一天，趁著休假，我去醫院做了檢查，檢查結果是我的肝臟功能已經大幅衰退，醫生要我立刻戒酒，否則可能會對健康甚至生命造成威脅。我一聽，簡直沮喪至極，因為酒可以說是我的命啊！要我完全戒酒不喝，這不是難如登天嗎？但話說回來，我也不能不顧自己的性命，於是我就改成少喝一點，希望多少能改善點情況，可是無奈得很，喝完酒後的第二天，我依舊頭痛得要命。

就在這個時候，我常去的一間位在菜市場裡的中藥店老闆告訴我，吃紫地瓜可以減緩酒後的不適。當時我根本不知道原來地瓜還有紫色的，還以為天下地瓜都一個樣。老闆說，紫地瓜之所以叫紫地瓜，就是因為它的肉是紫色的。這種紫地瓜又名「芋仔番薯」，能有效提高肝功能。

聽了中藥店老闆這麼說，我隨即轉身進菜市場尋找紫地瓜，幸運得很，沒多久就給我找到了。我買了一堆紫地瓜回家，早晚烤來吃。老實說，紫地瓜的纖維較多，味道也沒一般地瓜甜，吃起來是沒那麼好吃。可是為了健康，為了之後多少還能喝點小酒，我還是勉強自己早晚各吃一條烤紫地瓜。

我不過就這麼吃了十天左右，喝完酒後不舒服的感覺就減輕了些，連以前動不動就拉肚子的情況也出現改善。我連續吃了一個半月的烤紫地瓜後，喝完酒的隔天不再感到頭昏腦脹，全身無力的倦怠感也消失了。這真是讓我驚訝不已。

我持續這樣吃紫地瓜約一年之久，一年後我再度前去受檢，結果發現，我的肝功能已經慢慢有所提升，多項檢查數值雖還不至於全數都降到標準值，但也明顯降低了許多。

獲知這樣的檢查結果後我非常開心，終於又可以稍微喝一點小酒，不必再因戒酒而感到痛苦了。

案例五　有效改善胃潰瘍

有一陣子，我常吃不下東西，即使只吃一點點，我的腹部都會覺得脹脹的，很不舒服。才短短兩個月，我就瘦了快八公斤。

有一天，我突然出現劇烈性的胃痛，因為痛得實在難以忍受，我便去醫院掛了急診。經檢查後，醫生跟我說我是罹患了胃潰瘍。以前我有位同事也罹患過胃潰瘍，聽說這病很麻煩，所以在聽到醫生的宣告時，我瞬間說不出話來。不過幸好醫生說我沒有到胃出血的地步，只需要按時服藥即可。

在治療期間，我幾乎沒什麼胃口，對什麼東西都提不起食慾，導致體重不斷減輕。我擔心自己繼續瘦下去會過瘦，而且長期沒有好好吃東西不但對身體不好，也會渾身無力無法正常作息，於是我只好勉強自己多少吃點東西。

我沒有把自己生病的事告訴公司同事，但見我漸漸變得瘦弱又無精打采的模樣，同事們紛紛問我怎麼了。我說了原因後，其中那位之前也得過胃潰瘍的同事立刻建議我吃地瓜。

同事建議我可以每天將五十公克左右的地瓜洗淨後切成小塊，加水打成汁來喝。於是我一回家便把這方法告訴太太，請她明天去超市或菜市場幫我買幾條地瓜回來。

我依照同事的建議，每天喝一杯地瓜汁，有時實在覺得味道不好吞不下，我就會加些蘋果醋，除此之外，不加其他任何調味品。喝的時候我會連渣一起喝掉，不會再另外過濾。偶爾，我也會在晚餐時吃烤地瓜。

我吃了烤地瓜、喝了地瓜汁後，沒多久就感覺到自己消化不良的情況改善了很多。以前我總是動不動就拉肚子，吃外食會拉，吃太太準備或母親煮的食物也會拉，腹部更是經常會感到悶痛，可是我開始吃、喝地瓜汁兩個星期左右，拉肚子的次數就明顯減少了，腹痛也緩和許多。吃了約一個半月左右，我因胃潰瘍而感到的不適也跟著大幅減少，食慾自然也隨著逐漸恢復。雖然我的胃潰瘍至今尚未完全痊癒，但我的胃已幾乎不再疼痛，不僅體重恢復到原來的標準，體力也增強了不少。

案例六　降低中性脂肪與血糖

我的母親是糖尿病患者，上了年紀後體力很衰弱，一直都需要服用降血糖的藥物，而且也不太敢吃甜食，受盡了糖尿病之苦。

我可能有遺傳到母親的糖尿病，約從三年前起，每年接受健康檢查的時候，血糖值都偏高，每年醫生都會要我注意自己的飲食。連續三年下來，別說我聽醫生的勸告聽到煩，單是看到自己居高不下的血糖，我也有些擔心。於是我開始調整飲食，不僅減少喝酒量（我很喜歡喝啤酒，常常一星期會喝個一～兩罐），也限制每天所攝取的卡洛里量。想不到，這樣半年下來，情況不僅沒有絲毫改善，我的血糖值、中性脂肪、膽固醇竟都紛紛繼續攀升。我想到自己這半年來又是忌口、又是減少喝酒量的，辛苦努力了這麼些時日，卻是一點成效也沒有，不禁讓我感到很不值得。但同時我也開始感到恐慌，不知道該怎麼辦才好，深怕會步上母親的後塵。

有一天，我跟朋友提起了這件事，她跟我說地瓜對降低中性脂肪與血糖很有幫助，建議我可以試試吃地瓜。聽了她的話後，我立刻去買回一堆地瓜。

我的吃法是把地瓜洗淨後連皮切成小塊，放入果汁機裡打成泥狀，最後再加入一些冷開水與蜂蜜。我真的很希望能讓血糖值下降，所以早晚會各吃一次這種地瓜泥。

吃地瓜泥後的一個月，我的血糖值依舊保持在原數值，沒有下降，我不禁有些感到灰心。可是朋友勸我要再繼續吃下去，拉長時間才能看出成效。於是我便持續每天早晚吃地瓜泥。一直到吃了約三個月後，我覺得自己的身體不再動不動就覺得累，連時常口渴的情況也有所改善，臉色更是變紅潤許多。我再次前往醫院抽血檢查，結果驚喜地得知，我的中性脂肪、膽固醇、血糖值都下降了許多。這給了我很大的信心，我相信，只要我一直吃這地瓜泥，我的血糖值、中性脂肪、膽固醇就會持續下降，終有一天能降到正常數值範圍內。

任職護理師的表妹告訴我，若高血糖的狀況持續下去，血液中的葡萄糖會進入紅血球，與血紅素結合而產生糖化血素。血糖值會在短時間內發生變化，但附在血色素上的葡萄糖不易脫落，若是檢查血中糖化血色素的濃度，就可以反映出人體內最近兩～三個月血糖的控制情形（一般紅血球的平均壽命為一百二十天），所以糖化血色素一直都被當成是否罹患有糖尿病的一個指標。比起血糖值，讓糖化血色素下降更能確實證明糖尿病有獲得了改善。

此外，人體若吃了過多的糖，這些糖分會轉變成中性脂肪，但如果適量吃些能抑制醣類吸收的地瓜，就能減少膽固醇等血中脂肪。

案例七　治好牙齦出血，改善便祕

去年生日的時候，表妹送了我兩盒健康食品當作生日禮物，那是由白地瓜為原料所製成的乾燥粉末，可以用熱水泡來喝。

我一直都有牙齦出血的毛病，之前看過不少醫生，也吃過不少聲稱有效的健康食品，可是情況一直都沒有改善。表妹知道我一直為此所苦，所以在聽人說白地瓜有止血效用後，便買了這兩盒白地瓜的健康食品來送給我。本來我心想，像地瓜這麼便宜又常見的糧食作物，能有什麼止血的效果？但那畢竟也是表妹的一番心意，不論對我的牙齦出血有沒有幫助，也都可以把它當成是一般的健康食品來食用。結果，我第二盒都還沒吃完，牙齦出血的情況就獲得了改善。

我把那兩盒地瓜粉沖泡吃完後，本想再接著買來吃，沒想到一問價錢，竟比我想像中貴得多。我感到有些不甘心，不想多浪費錢。因為我覺得，地瓜本身其實非常便宜，而廠商以如此便宜又常見的地瓜做為原料，只是冠上個「健康食品」就哄抬價錢。因此我想乾脆來吃真正的白地瓜好了，價格既便宜，又不含人工添加物，一舉兩得。唯一麻煩的是得要常常去市場購買，無法一次買長期的量。

我吃白地瓜的方式有很多，會烤來吃、蒸來吃、煮來吃、磨成泥或打成汁來吃，一般最簡單的就是乾烤，可是夏天裡常這樣吃感覺很容易上火，所以我會改用蒸的或煮來吃，用蒸煮的時候我會不剝皮，連皮一起吃。如果吃久了沒味道，我就會把白地瓜磨成泥或打成汁，接著加入蜂蜜，當成飲料來喝。又或者是把白地瓜洗淨、削皮、切成小塊後放入電鍋中加水一起蒸，等熟之後再加一匙薑汁紅糖，做成甜點來吃。總之，為了不要覺得膩就中斷吃白地瓜，我都會想盡方法變個花樣來吃。

先生看我每次都吃得津津有味，於是便也跟著我一起吃。一段時間後，困擾他許多年的便祕竟獲得了改善。以往，他總得藉助藥物來排便，吃白地瓜一陣子後，他排便的情況漸漸變正常了。可能是因為白地瓜有通便排毒的效用，先生整個人看起來也變得神清氣爽許多。

沒想到，因緣際會拿到的兩盒地瓜健康食品，竟讓我與家人和白地瓜結下了不解之緣，而且還治好了困擾我們已久的宿疾。

案例八　改善肛門出血問題，肝臟機能隨之變好

我先生年輕時患有嚴重的痔瘡，還曾經去醫院開過刀，本來他以為這麼一來就可以一勞永逸，沒想到一年半前又復發，連上大號都會出血。他的身體因而變得虛弱不少，體重也跟著減輕。醫生建議我先生開刀，可是他都六十五歲了，就算只是割痔瘡這種小手術，他也不想動。

那時我剛好有在上社區老人大學的中醫藥膳課程，課程內容大多是偏養生方面，例如教大家如何照著四季節氣進補、飲食，或是如何按摩、運動等。

趁著課堂的空閒時間，我跟老師聊起了我先生的情況，起初他是建議我把薑黃的根部曬乾後磨成粉末，於早餐後服用一小匙。我照著老師的說法讓先生這麼吃了一個月，但感覺沒什麼效果。於是老師又推薦我第二個方法——吃白地瓜。

起初我心想，白地瓜不就是一般的地瓜嗎？這麼普通常見又貌不起眼

的東西，真的對我先生的痔瘡出血有幫助嗎？但既然老師都這麼說了，我便半信半疑地買回一堆白地瓜，讓我先生吃吃看。

我先生是個美食主義者，要他天天吃白地瓜簡直讓他痛苦得要命，但為了他的病，我每天都會監督他、強迫他吃，他自己也很有自覺，即便再不喜歡，也勉強自己接受。幸好，我們的努力跟辛苦都沒有白費，吃了一段時間的白地瓜後，先生的出血情況就有了大幅的改善。

先生見出血沒那麼嚴重了，就不想再繼續吃，於是便停了一陣子。但可能是還未痊癒，想不到，才停吃一段時間，先生的出血情況又嚴重了起來。我知道後立刻讓他恢復繼續吃白地瓜，本來我是讓他一天吃兩次，漸漸地改成一天吃一次，就這樣持續吃了半年後，先生就幾乎沒有出現出血的狀況了。

我先生一直都很喜歡喝酒，所以他的肝功能不太好，關節和頸肩也經常會酸痛，每次他去醫院看病時，醫生都會叮囑他要他戒酒、改改不良的生活習慣，要他多吃蔬果、少吃肉、少油、少鹽等。有一次，醫生建議他可以多吃地瓜，說地瓜營養豐富、纖維質高，對身體很好。

聽了醫生的這番話後，先生對地瓜更有信心，不僅不會再排斥吃地瓜，甚至逢人就說起地瓜的好，要大家一起吃地瓜。到現在，地瓜幾乎可說是成了他不可或缺的食物了。

案例九　降低血糖，輕鬆減重

我從小就長得很福態，可能因為我又胖，動作也遲緩、笨拙了點，所以有時候會有人嘲笑我是「大科呆」（傻胖子）。

我從小就胖胖的，所以對體重沒有這麼敏感，不過我記得自己最重的時候有超過一百公斤（我只有一七六公分）。但還好，我沒有因為肥胖而疾病纏身。我的血壓正常，血糖值也正常，算是一個健康的胖子，所以我從來都沒想過要減肥。

可是大約在三、四年前，公司裡吹起了一陣減肥風，同事們都在進行「卡洛里控制減肥法」，我也跟風實施了一段時間。但因為我一直在吃低卡洛里的食物，體力和抵抗力都變差，經常動不動就這裡不舒服、那裡不舒服的，大病沒有，小病卻不斷，甚至只要稍微動一下就氣喘如牛。而且低卡食物和減食常讓我處於飢餓中，飢餓感讓我焦躁不安，還經常會情緒失控發脾氣。

這樣過了一段時間後，我說服自己，肥胖只是在外型上不好看而已，並沒有對我造成其他什麼太大的影響或對健康有什麼危害。反倒是實施了「卡洛里控制減肥法」後，不僅讓我在生理上不舒服，連心理也跟著不健康起來。於是我毅然決然放棄減肥，繼續自由自在地吃著自己喜歡的食物，有時甚至大吃大喝起來。

去年中，公司安排員工進行身體健康檢查，在我的檢查報告中，我的空腹血糖值竟然是一四〇mg／dl（正常的空腹血糖值為九〇～一三〇mg／dl之間）！我一看這紅字就嚇了一跳。醫生跟我說，我的血糖值雖還不算特別高，但最好能減重，否則如果血糖繼續升高，將來可能會引發糖尿病。

我聽完醫生的話後，不禁有些心慌，可是我又實在不想再用之前的卡洛里控制減肥法或是任何會餓肚子的減肥法。後來我向一位減肥成功的好友求助，她說她之前是利用地瓜減肥法瘦下來的，這種減肥法絕對不會讓我產生飢餓感，建議我可以試試看。

我主要是靠吃烤地瓜來減肥。我是用烤箱來烤地瓜，通常一次會烤二到三條小地瓜。我自己的經驗是，只要吃一條中型的烤地瓜就差不多夠了，不太會覺得餓；若是吃兩條，則會像吃了一碗豬排飯，感覺很飽，再也不想吃別的東西。我最多也只能吃下兩條半的中型地瓜。

我是固定每天早、午兩餐吃烤地瓜，晚餐則正常吃，三個月後，我就輕鬆減下了八公斤，血糖值也恢復正常，而且減肥過程中真的就像我朋友說的那樣，完全不會有餓肚子的難過感覺。

案例十　瘦身有成，不再為穿衣煩惱

大約從三年前開始，我漸漸發起胖來。我的父母和兄弟姐妹每個都胖胖的，所以我想這應該就是我們家的基因，會胖很正常。

我從事的是房地產業，大部分的薪水都來自於獎金、抽成。我們的公司很重業績，主管整天都會盯著報表看，一旦表現得不好或業績下滑，在開會時就會被提出來檢討，因而我總會感到緊張、焦躁。

我覺得，自己之所以會發胖除了先天上的原因，另一個直接的原因就是我經常會在下班後窩在沙發上，一邊看電視，一邊吃零食、喝飲料來抒解壓力。有時碰到我喜歡的球賽轉播，我就會邀集三五好友，一起吃吃喝喝熬夜看電視。如果碰上賽局延長，吃喝的時間就更長，而且我們都還會喝些啤酒。

我家沒有體重計，所以我不清楚自己到底重了幾公斤，可是我知道自己發胖的速度很快，因為我有許多衣服穿起來變得很緊，褲子也都穿不太下，這讓我感到非常沮喪。之後我的工作變得忙碌了些，因為工作累，只要一下班我就更是懶在家裡，哪裡都不想去，這就更造成了我體重的直線上升。我當然也不是沒想過要減肥，可是我受不了挨餓，也很懶得去運動，所以遲遲沒有實際執行。

直到有一天，我在健康雜誌上看到一篇關於地瓜減肥的文章，文章中說，吃烤地瓜能夠減肥，而且成效卓絕。說實話，一開始我不太相信，因為地瓜畢竟是甜的，而且還是澱粉類食物，我可從來沒聽說過吃甜的東西可以減肥的。那篇報導還說，吃烤地瓜的時候最好可以搭配一杯牛奶，以補充蛋白質和鈣質。可是我不太喜歡喝牛奶，而且我喝牛奶會拉肚子，所以只把這篇文章看過就算，也沒放在心上。後來是因為我實在胖到連自己都覺得難受，才想死馬當活馬醫，乾脆試試看好了。但是只有牛奶部分，我另外改成了用無糖豆漿來代替。

我通常是在早晚各烤兩條烤地瓜，烤熟後剝掉外皮，切成小塊吃。午餐則吃的和平時沒兩樣，但因為我心裡想著要減肥，自然而然就會吃些比較清淡的食物。如果實在忍不住吃了油炸的東西，晚上我就會再喝黑醋解膩。

我這樣吃了一段時間後，體重明顯的減輕了，腰帶也開始變鬆，向內退了一格。直到一年多後的現在，我總共減去了約二十五公斤，體重逐漸朝標準值靠近。

在衣著方面，以前發胖的時候，很多衣服都穿不下，甚至需要重新訂做，現在瘦回來之後，不僅發胖前的衣服可以穿，連西裝也可以買成衣店中現成的來穿。

我的家人看到我瘦身的成果後都非常驚訝，一個個都躍躍欲試。

兩個月前，我的三餐恢復正常飲食。在減重過程中，我的飲食習慣漸漸有所改變，所以現在除了必要的應酬，我幾乎都吃得很清淡，食量也變小了。我想，接下來最重要的不是繼續瘦下去，而是如何努力維持現狀，不再復胖。

Note

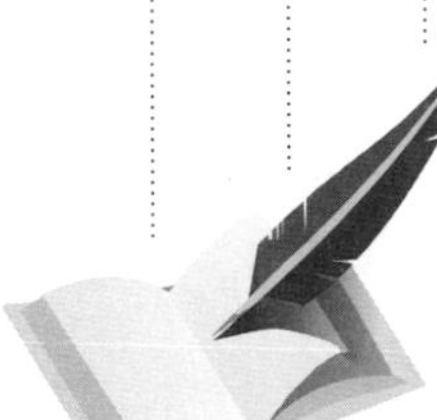

Note

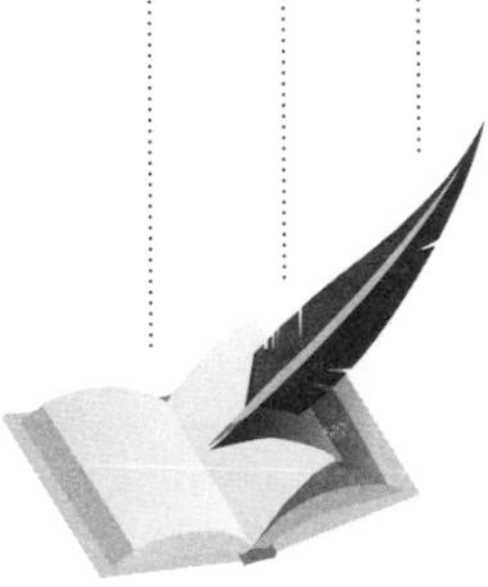

國家圖書館出版品預行編目(CIP)資料

地瓜粗食養生書 / 素人天然食研究會作. -- 初版. -- 新北市 : 世茂, 2017.02
面； 公分. -- (生活健康 ; B416)

ISBN 978-986-93907-4-3(平裝)

1. 甘藷 2. 食譜

411.3 105021907

生活健康B416

地瓜粗食養生書

作　　者 / 素人天然食研究會
審　　訂 / 王玫君
主　　編 / 陳文君
責任編輯 / 楊鈺儀
封面設計 / 戴佳琪（小痕跡設計工作室）
出 版 者 / 世茂出版有限公司
地　　址 / (231)新北市新店區民生路19號5樓
電　　話 / (02)2218-3277
傳　　真 / (02)2218-3239（訂書專線）
(02)2218-7539
劃撥帳號 / 19911841
戶　　名 / 世茂出版有限公司
單次郵購總金額未滿500元（含），請加50元掛號費
世茂網站 / www.coolbooks.com.tw
排版製版 / 辰皓國際出版製作有限公司
印　　刷 / 祥新印刷股份有限公司
初版一刷 / 2017年 2 月

ＩＳＢＮ / 978-986-93907-4-3
定　　價 / 260元

黏貼處

世茂好書．豐富心靈

世潮精典．智慧同行

電話：(02) 22183277
傳真：(02) 22187539

廣告回函
北區郵政管理局登記證
北台字第9702號
免貼郵票

231新北市新店區民生路19號5樓

世茂
世潮 出版有限公司 收
智富

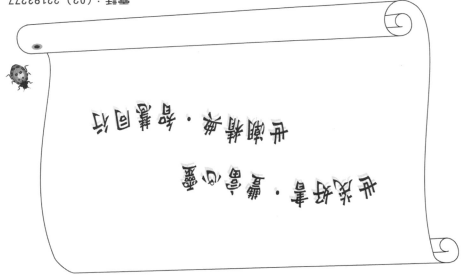

黏貼處

請沿虛線剪下裝訂寄回，謝謝！

讀者回函卡

感謝您購買本書，為了提供您更好的服務，歡迎填妥以下資料並寄回，我們將定期寄給您最新書訊、優惠通知及活動消息。當然您也可以E-mail：service@coolbooks.com.tw，提供我們寶貴的建議。

您的資料（請以正楷填寫清楚）

購買書名：______________________________

姓名：______________ 生日：______年____月____日

性別：□男 □女 E-mail：______________________

住址：□□□______縣市________鄉鎮市區________路街

______段______巷______弄______號______樓

聯絡電話：______________________

職業：□傳播 □資訊 □商 □工 □軍公教 □學生 □其他：______

學歷：□碩士以上 □大學 □專科 □高中 □國中以下

購買地點：□書店 □網路書店 □便利商店 □量販店 □其他：______

購買此書原因：___ ___ ___ ___ ___ ___（請按優先順序填寫）

1封面設計 2價格 3內容 4親友介紹 5廣告宣傳 6其他：______

本書評價：____ 封面設計 1非常滿意 2滿意 3普通 4應改進

____ 內　容 1非常滿意 2滿意 3普通 4應改進

____ 編　輯 1非常滿意 2滿意 3普通 4應改進

____ 校　對 1非常滿意 2滿意 3普通 4應改進

____ 定　價 1非常滿意 2滿意 3普通 4應改進

給我們的建議：------------------------------
